PARABÉNS!
VOCÊ ESTÁ GRÁVIDA

Dr. José Bento

PARABÉNS! VOCÊ ESTÁ GRÁVIDA

ORIENTAÇÕES PARA UMA GRAVIDEZ PERFEITA

EDITORA ALAÚDE

O texto deste livro foi fixado conforme o acordo ortográfico vigente no Brasil desde 1º de janeiro de 2009.

Este livro é uma obra de consulta e esclarecimento. Os dados apresentados possuem caráter meramente informativo e têm o objetivo de complementar – e não substituir – tratamentos ou cuidados médicos.

Produção editorial: Editora Alaúde
Organização e copidesque: Rosana Braga

Impressão e acabamento: Bartira Gráfica

1º edição, 2009 (4 reimpressões)

Dados Internacionais de Catalogação na Publicação (CIP)
(Câmara Brasileira do Livro, SP, Brasil)

Bento, José
Parabéns! você está grávida: orientações para uma gravidez perfeita / José Bento. -- São Paulo: Alaúde Editorial, 2009.

ISBN 978-85-7881-018-4

1. Gravidez - Obras de divulgação I. Título.

CDD-618.2
09-05830 NLM-WQ 200

Índices para catálogo sistemático:
1. Gravidez : Obstetrícia : Medicina 618.2

2015
Alaúde Editorial Ltda.
Rua Hildebrando Thomaz de Carvalho, 60
04012-120, São Paulo, SP
Tel.: (11) 5572-9474
www.alaude.com.br

Sumário

Introdução

Sua menstruação atrasa, você desconfia que pode estar grávida, faz um teste e confirma: está mesmo esperando um bebê! Embora essa sequência de acontecimentos seja praticamente a mesma vivida por milhares e milhares de mulheres, a constatação de uma gravidez é sempre um evento único, incomparável e cheio de surpresas.

Isso já seria óbvio por tantas mudanças que ocorrem no corpo e na vida da gestante. Tudo fica ainda mais intenso e, em alguns momentos, até incompreensível, por causa das emoções que a geração de uma nova vida desperta na mãe, no pai e em toda a família. Essas emoções podem ser contraditórias.

Há quem crie expectativas de que uma gestação só pode gerar dois tipos de reações: ou ser completamente aceita e causar muita felicidade, ou ser completamente rejeitada e causar muita angústia. No entanto, isso está longe de ser uma verdade. Não somos tão lineares ou matemáticos assim. Uma mulher, quando está grávida, dcpara-se com tantos questionamentos, tantas dúvidas, tantas reflexões e, ainda por cima, tantos hormônios, que nada mais natural que seus sentimentos e suas sensações oscilarem.

Claro que cada caso é um caso e cada história é uma história. Contudo, é absolutamente compreensível a instabilidade que permeia os noves meses seguintes da vida de uma mulher que acabou de se descobrir grávida. É bem mais fácil lidar com o que vem pela frente se a gravidez for encarada de uma maneira gostosa, tranquila e, acima de tudo, saudável. "Será que meu bebê será perfeito?"; "Será que estou com boa saúde?", "Preciso mudar minha alimentação?", "Quais remédios devo evitar?", "E os enjoos?", "Estou engordando muito?" - essas e outras dúvidas permeiam a cabeça da mulher grávida, e é por isso mesmo que escrevo este livro: para que as questões mais comuns sejam explicadas de forma clara e completa.

Nas próximas páginas, espero esclarecer tudo o que acontece com a grávida e com seu bebê a cada semana da gestação. Além disso, dou orientações sobre todos os aspectos da gravidez, como alimentação, pré-natal, sintomas naturais e sintomas anormais durante a gestação, desenvolvimento do feto, dúvidas sobre o parto, sono, sexualidade, exercícios, beleza, etc.

Que essa fase tão importante na vida de uma mulher seja um tempo de segurança, plenitude, tranquilidade e felicidade para a futura mamãe, para que o pequenino ser que se desenvolve dentro dela chegue ao mundo da melhor maneira possível.

CAPÍTULO 1

Será que estou mesmo grávida?

Programando ou não uma gravidez, quando ela acontece, várias mudanças começam a ocorrer no corpo de uma mulher, indicando que algo bem diferente pode estar se estabelecendo. Alguns sinais são considerados característicos e podem realmente significar uma gravidez à vista: a menstruação para, os seios aumentam de tamanho, há mudanças no humor, a mulher fica sensível, podem ocorrer náuseas, vômitos, o abdômen fica distendido, há um sono grande, um cansaço incomum...

O inchaço das mamas é causado pelo aumento das concentrações dos hormônios femininos, principalmente do estrogênio, e também da progesterona. A náusea e o vômito podem ser provocados pelo estrogênio e pelo hormônio gonadotrofina coriônica humana (chamado de Beta HCG). Esses dois hormônios ajudam a manter a gestação e são produzidos pela placenta aproximadamente a partir do décimo dia após a fecundação, e por isso são sinais de gravidez. Se o colo do útero de uma grávida for examinado, vai ser observado que ele fica mais macio que o habitual, e o útero apresenta um amolecimento irregular e aumento de volume. Geralmente, a vagina e o colo do útero tornam-se azulados ou purpúreos, aparentemente por estarem congestionados de sangue. O médico pode detectar essas alterações durante um exame pélvico.

É claro que cada mulher é uma mulher, e os corpos reagem de diferentes maneiras, uns apresentando mais sinais, outros menos. E as percepções desses sinais também são diferentes. Por isso, é preciso confirmar uma gravidez, e a melhor maneira é realizar exames que dão a certeza da gestação. Existem diferentes testes e exames que podem ser feitos, uns mais confiáveis, outros menos. Os exames clínicos mais comuns detectam justamente o hormônio Beta HCG, que, via de regra, só aparece no corpo da mulher quando ela está grávida, e essa detecção pode ser feita pelo sangue ou pela urina.

De qualquer maneira, é muito importante que, na primeira desconfiança de uma gravidez, ela seja confirmada por um exame, e um médico seja procurado, pois muitas providências precisam ser tomadas, a começar pelo início dos exames pré-natal, que cuidarão da saúde da grávida e de seu futuro bebê.

Exames que confirmam a gravidez

Testes de farmácia

Geralmente, os testes de farmácia são os primeiros a serem procurados pela mulher que desconfia de uma gravidez, já que são acessíveis e práticos, além de poderem ser feitos em casa, e o resultado sair em minutos. Esses testes vêm em um kit que pode ser adquirido em drogarias e farmácias, e sua dinâmica é praticamente a mesma: em alguns, coleta-se a urina num copinho e mergulha-se nela uma vareta, ou coloca-se um pouco da urina em um recipiente especial com um conta-gotas; em outros testes, a palheta é colocada sob o fluxo da urina. Todos vêm com instruções detalhadas de como devem ser feitos. A maior dúvida das mulheres é se esses testes são confiáveis. A maioria dos testes de farmácia tem entre 97% e 99% de precisão, considerando que foi feito conforme as instruções da embalagem. É fundamental verificar o prazo de validade do produto e, caso o resultado seja negativo, e os sinais da gravidez não desapareçam, a mulher deve procurar um médico ou fazer um novo exame dentro de alguns dias.

Exames de laboratório

Os exames de laboratório empregados para confirmar uma gravidez consistem em fazer uma dosagem do Beta HCG por meio da coleta de urina ou de sangue da mulher. A dose necessária para diagnóstico varia conforme o laboratório ou o reagente usado. Atualmente, até os exames de urina são bem sensíveis, quase como os de sangue. Por volta de cinco dias antes da data provável da menstruação, ou seja, cerca de 6 a 8 dias após a ovulação, já é possível obter o diagnóstico, com praticamente 100% de acerto. Quanto ao exame de sangue, existem dois tipos de teste:

- o quantitativo, que mede a quantidade exata do hormônio no sangue, mesmo que por meio de quantidades bem pequenas do gonadotrofina coriônica humana, sendo bem preciso;
- o qualitativo, que apenas responde "sim" ou "não" para a gravidez. Esse teste é mais parecido com o de urina em termos de precisão.

A diferença básica é que os testes de sangue podem detectar o hormônio mais cedo que o teste de urina. Os de sangue, por exemplo, podem dizer se a mulher está grávida em torno de seis a oito dias após a ovulação. Já os de urina só poderão detectar a gravidez em torno de duas semanas depois da ovulação.

Ultrassonografia

Embora seja um exame bastante confiável para se confirmar uma gravidez, é preciso que a mulher já esteja na 5ª semana de gestação. Por causa da demora, o ultrassom não é uma opção muito utilizada para essa finalidade, sendo bem mais indicado no acompanhamento do desenvolvimento do feto durante o acompanhamento pré-natal. Nesse tipo de exame, usa-se um aparelho que emite ondas sonoras em frequência de milhões de ciclos por segundo (inaudíveis para o ouvido humano), que podem ser concentradas num fino feixe. Um receptor sensível recolhe o reflexo das ondas e o converte em impulsos eletrônicos que, por sua vez, vão aparecer como sinais luminosos numa tela semelhante à da televisão. Como o útero da mulher grávida reflete o ultrassom com certas deformações características, mostradas na tela, o médico consegue diagnosticar com segurança a gravidez.

Exame ginecológico

Em alguns casos, a mulher pode não perceber alterações em seu corpo ou um atraso na menstruação, pois isso pode ser fato frequente em seu ciclo menstrual. Sendo assim, a gestação pode ser descoberta por um exame clínico, feito pelo ginecologista. O que se observa é um ligeiro aumento do útero e certo amolecimento do colo do útero, embora os sinais não sejam muito nítidos. Outro indicativo, que pode ser sujeito a enganos, é o aparecimento de um tom ligeiramente azulado no colo do útero e na parede da vagina. Na verdade, a congestão venosa (acúmulo de sangue nas veias) que produz esses sinais pode ter outras causas, como a proximidade da menstruação, por exemplo. Em um exame de consultório, o médico só pode diagnosticar a gravidez com certeza entre o quarto e o quinto mês, quando o batimento do coração do feto já pode ser ouvido com o auxílio do estetoscópio. Nessa fase, porém, a mulher já pode, inclusive, sentir os movimentos do bebê.

CAPÍTULO 2

Estou grávida! O que devo fazer agora?

Seu exame deu positivo. Parabéns! Você está grávida. Agora, uma série de providências e atitudes deverão ser tomadas para que o bebê nasça saudável e a mãe tenha uma gravidez tranquila. A primeira coisa a se fazer, assim que a gravidez for confirmada, é marcar a primeira consulta pré-natal com um ginecologista de confiança. O acompanhamento pré-natal consiste em consultas mensais com o médico ginecologista até a 32ª semana de gestação. Depois, as consultas devem acontecer a cada duas semanas, ou uma vez a cada 15 dias, até a 36ª semana. A seguir, os retornos devem ser semanais até o parto, que, via de regra, ocorre por volta da 40ª semana, com alguma variação.

A cada dia, incontáveis pequenos acontecimentos definirão a nova vida que se forma dentro do corpo da mulher. Só por isso, já seria evidente o quanto é importante haver um acompanhamento médico e cuidadoso. Fazer o pré-natal é predispor-se a preparar a chegada do pequeno ser que cresce no ventre. É também garantir que, nesse período de intensas construções internas, tudo corra bem e tranquilo, tanto para a mãe quanto para o bebê. Muitas mulheres enganam-se ao pensar que as consultas servem apenas para garantir o bom andamento da gestação. Mais que isso, esse vínculo com o médico pode ser de fundamental importância para que a mãe se sinta mais tranquila, tire suas dúvidas, fale de seus sentimentos e de como pode lidar com as mudanças que não param de acontecer.

Por isso, é muito importante que a mulher se sinta à vontade para falar de seus medos, inseguranças e percepções referentes a esse período. São dados preciosos para o médico. Com essas informações, ele poderá se aproximar do feto e perceber melhor tudo o que acontece em seu "mundinho particular", que é o útero da mãe. Algumas mulheres se sentem constrangidas para falar de seus sentimentos e dúvidas com o médico. Quando isso acontece, o ideal é tentar quebrar essa barreira começando justamente por aí, ou seja, falando sobre essa inibição. Somente com o diálogo franco e aberto pode-se estabelecer um vínculo de troca e cumplicidade. Se esse vínculo não for criado, apesar das tentativas, e a gestante sentir-se insatisfeita com a relação, resta-lhe tentar outro médico, pois ela tem o direito de escolher um profissional com quem se sinta tranquila e à vontade para trocar informações sobre o bebê e a gravidez como um todo. Se a futura mãe insistir em continuar o pré-natal com um médico em quem ela não confia, ficará frustrada e gerará um clima desagradável e constrangedor para ambos.

A consulta pré-natal é uma oportunidade eficaz que o casal ou a mãe tem de estar perto do bebê. Pode conhecer-se melhor, saber como seu corpo está reagindo a essa nova vida que cresce dentro dele, controlar seu peso, sua pressão arterial e esclarecer as dúvidas que normalmente surgem, sobre amamentação, relações sexuais durante a gravidez, enjoos, incômodos físicos e psicológicos, e saber tudo o que se passa com o desenvolvimento do bebezinho que logo chegará.

A primeira consulta

Na primeira consulta, e em todas as demais consultas, o médico fará uma espécie de entrevista detalhada para saber tudo sobre a saúde da mulher e seu histórico, incluindo gestações e abortos anteriores, caso existam. Isso facilitará a realização das próximas consultas e possibilitará dar atenção redobrada a qualquer alteração que possa aparecer e se repetir, dependendo da história trazida pela grávida. Na primeira vez em que a gestante consulta seu médico, é feito um verdadeiro mapeamento de seu corpo para saber se suas condições físicas estão perfeitas para receber o bebê. Desse modo, o exame clínico é minucioso e investigatório ao extremo. Veja o que o médico precisa averiguar sobre o corpo da gestante:

- Medir peso, altura e pressão arterial.
- Observar detalhadamente o pescoço, a tireoide, as mamas, o abdômen e os membros superiores e inferiores.
- Examinar coração e pulmões com o auxílio de um estetoscópio.
- Realizar um exame pélvico para observar o tamanho e a posição do útero e qualquer anomalia pélvica, como uma deformidade decorrente de uma fratura, por exemplo. Além disso, determinar as dimensões dos ossos pélvicos para auxiliar o médico a antecipar o grau de facilidade da passagem do bebê durante o parto.
- Solicitar a realização de um hemograma completo para verificar se há alguma alteração nos glóbulos brancos e vermelhos. Se a mulher estiver com anemia, o problema será detectado nesse exame e ela de-

verá ser medicada, já que dela depende a alimentação do bebê. Sabe-se que se a mãe não estiver bem, o bebê pode também não estar. Esse exame é solicitado no início da gravidez, podendo ser repetido entre a 20ª e a 27ª semana, dependendo da opinião do médico.

- Solicitar exames laboratoriais para a detecção de doenças como sífilis, hepatite, blenorragia, infecção por Chlamydia e outras doenças sexualmente transmissíveis.
- Solicitar exame para descobrir a tipagem sanguínea (ABO e Rh), além do exame Coombs indireto, realizado somente se o tipo sanguíneo da mãe for Rh negativo. Se o pai for Rh positivo, por volta da 20ª semana pode ser investigado o fator Rh do bebê por uma amostra de sangue materno. No caso de o fator Rh do bebê ser positivo, o que pode causar uma incompatibilidade sanguínea entre mãe e filho, será preciso administrar, por volta da 28ª semana de gestação, uma vacina de imunoglobulina para se evitar uma "contaminação" do sangue fetal no sangue materno. Essa mesma vacina deve ser aplicada novamente até 72 horas após o parto.
- Pesquisar o vírus da imunodeficiência humana (HIV), o que é altamente recomendável. Com o aumento do número de pessoas infectadas pelo vírus da Aids, esse exame tornou-se fundamental. Se detectada a doença, a gestante deverá tomar medicamentos para que se possa evitar a transmissão para o feto e também para evitar a evolução da doença na mãe.
- Realizar exames para se evidenciar a exposição prévia à rubéola.
- Realizar exames de urina para verificar se os rins estão filtrando os líquidos normalmente.

- Fazer exame de papanicolau para a detecção do câncer de colo do útero e HPV. Raramente, isso pode trazer alguma complicação ao feto.

Os exames da gravidez

Na primeira consulta pré-natal e nas outras consultas, o médico deverá solicitar exames. Deverão ser realizados os considerados básicos, cuja finalidade é acompanhar o desenvolvimento do feto e garantir a boa saúde e o bem-estar tanto da mãe quanto do bebê. Além dos exames básicos de rotina, mencionados a seguir, existem os chamados especiais, que são aqueles solicitados somente em caso de suspeita de alguma alteração. Há também os específicos, para mulheres de determinada raça ou condição. Entretanto, é bom deixar claro que o pedido do médico não significa um diagnóstico e não há nenhum motivo para preocupação. Pelo contrário, essa solicitação serve para mostrar que ele está atento e não quer que nada de errado aconteça. Afinal de contas, se a tecnologia permite avaliar as mais diversas situações durante a gestação, por que não lançar mão dela?

O fato é que cada exame tem uma finalidade definida e pode contribuir para que o médico avalie a saúde integral do bebê, evitando em tempo hábil complicações desnecessárias. O exame mais desejado no universo da gestação é o ultrassom ou ultrassonografia. Por intermédio dele, pode-se saber praticamente tudo sobre o bebê. A sensação que ele proporciona de proximidade entre os pais e seu pequenino faz com que haja o desejo de repeti-lo sempre que possível. No entanto, se só houver condições de fazer um exame de ultrassonografia durante o pré-natal, a mulher pode solicitar ao médico que seja feito ao redor da 12ª semana de gestação, já que com ele pode-se medir a espessura da nuca do bebê, para descartar o caso de haver uma anomalia genética.

Exames de rotina não invasivos

Os exames de rotina não invasivos são aqueles feitos mês a mês, ou toda vez que a gestante passar por uma consulta com seu ginecologista. Servem para que o médico saiba como anda o desenvolvimento do bebê, bem como para avaliar a saúde da grávida.

Controle da pressão arterial

Por causa do aumento do volume de sangue e, consequentemente, da circulação sanguínea do feto, o sistema cardiovascular da gestante sofre alterações e passa a trabalhar num ritmo intenso. Por isso, é preciso medir frequentemente a pressão arterial da mulher para verificar se não está ocorrendo hipertensão induzida pela gestação, já que cerca de 5% das grávidas apresentam esse desequilíbrio, especialmente a partir da 20ª semana de gestação. A pressão arterial da grávida é medida pelo médico com um equipamento apropriado chamado de aparelho para medição de pressão ou esfigmomanômetro. O procedimento é extremamente simples, prático e indolor, e serve para evitar complicações como deslocamento da placenta (o que provoca sangramento), diminuição do ritmo de funcionamento dos rins, ou seja, insuficiência renal, redução do fluxo de sangue que vai para o bebê, o que pode prejudicar seu crescimento e desenvolvimento, e parto prematuro.

Os sintomas causados pela hipertensão induzida pela gravidez, ou seja, o inchaço e aumento de proteína na urina (albuminúria), caracterizam uma doença bastante conhecida e temida pelas grávidas, a pré-eclâmpsia. As causas da pré-eclâmpsia são desconhecidas e o tratamento pode ser eficaz quando são administradas altas doses de sulfato de magnésio, que retarda os sintomas e evita que o bebê nasça antes do tempo ou, pelo menos, prorroga as condições da grávida até que o bebê esteja pronto para um parto mais seguro. Entretanto, nem sempre essa medida funciona e, por isso, o controle da pressão arterial significa um modo preventivo ou indica que o tratamento seja iniciado o quanto antes.

Detecção de proteína na urina

A presença de proteína na urina da mãe indica problemas no funcionamento dos rins e é um dos sintomas de pré-eclâmpsia. Para detectar proteína na urina, é usada uma tira de papel que tem algumas substâncias impregnadas (tampão de Ph de citrato e bromofenol, um indicador de coloração). Mergulha-se o papel em uma amostra de urina e se verifica: se houver proteína na urina, dependendo da quantidade, a cor do papel irá mudar de amarelo para verde ou azul. A partir de então, o médico tomará as devidas providências para o tratamento da pré-eclâmpsia, como descrito anteriormente. Uma dica caseira para se detectar proteína na urina é observar a presença de espuma no vaso sanitário logo após urinar. Se isso acontecer, deve-se comunicar o quanto antes ao médico.

Detecção de hiperglicemia

Se o médico julgar necessário, poderá coletar uma amostra de urina para que seja feito um teste, também com uma tira de papel, que detecta a presença de glicose. Quando há presença de glicose na urina, haverá suspeita de diabete gestacional, um tipo de diabete que se desenvolve, em geral, por volta da 20ª semana de gravidez em algumas mulheres. Outra maneira de detectar alteração da glicose na grávida é pelo exame de curva glicêmica simplificada, feita por meio de duas dosagens sanguíneas. Na maioria dos casos, essa diabete pode ser tratada simplesmente com mudanças nos hábitos alimentares da mãe. No entanto, se o caso for mais grave, o médico poderá pedir a aplicação de insulina para controlar os níveis de glicose. O diabete gestacional também pode causar algumas complicações para o bebê, como crescimento além do esperado, provocando acúmulo de gordura e dificultando o parto; aumento da atividade do pâncreas do bebê, a fim de secretar mais insulina para combater o excesso de açúcar recebido da mãe; a princípio essa atividade não causa maiores danos, mas, após o nascimento, quando o bebê deixa de receber altas doses de açúcar, esse excesso de insulina pode fazer com que seu nível de açúcar caia drasticamente, o que resultará numa hipoglicemia. Alguns bebês podem apresentar dificuldades respiratórias por causa do diabete gestacional. O problema do diabete gestacional na mãe tende a desaparecer após o nascimento da criança.

Batimentos cardíacos do feto

A primeira vez em que a mãe ou os pais ouvem as batidas do coração do pequeno feto que está sendo formado, geralmente por volta da 10ª semana de gestação, ela fica marcada como um dos momentos mais emocionantes da gravidez. Isso porque ele é muito pequeno e, em geral, a impressão é de que ainda não existe um bebê se formando no ventre da mãe. Mas, ao ouvir seu batimento cardíaco, é como se fosse dada uma prova de que existe de fato um ser pulsando ali dentro. É o primeiro contato com a manifestação de vida do bebezinho. Os batimentos são ouvidos por um aparelho chamado estetoscópio de Pinard ou estetoscópio Doppler especializado. O estetoscópio de Doppler funciona da mesma maneira que um aparelho de ultrassonografia comum, exceto pelo fato de que não fornece imagens. Ou seja, no lugar das imagens, os ecos são contados e exibidos num visor de LCD. Se o estetoscópio tiver um alto-falante, a mãe poderá ouvir o som amplificado dos batimentos, o que certamente fará com que o coração dela também bata mais forte e aceleradamente. Caso a gestação seja detectada bem cedo, as batidas do coração do bebê também podem ser ouvidas já na 6ª ou 7ª semana de gestação, por meio de uma ultrassonografia comum.

Ultrassonografia

É muito comum as mães pedirem para repetir esse exame, já que permite que ela acompanhe visualmente o crescimento e as transformações pelas quais passam seu bebê. O exame de ultrassonografia abdominal consiste num transdutor – dispositivo que produz ondas sonoras – que é colocado sobre o abdômen da gestante. Essas ondas penetram no corpo dela e refletem suas estruturas internas, que são convertidas em impulsos elétricos, que são processados e geram uma imagem que é exibida num monitor. Antes da realização de uma ultrassonografia abdominal, especialmente no início da gravidez, a gestante deve ingerir bastante água porque a bexiga cheia facilita a penetração dos feixes sonoros e, consequentemente, é obtida uma imagem mais nítida do feto. O primeiro ultrassom pode ser feito já nas primeiras dez semanas de gestação, e serve para definir o tempo de gravidez e determinar a data do parto. Esse cálculo é possível ao medir a distância da nuca do bebê à nádega. É possível ainda comparar essas medidas com gráficos para determinar a idade do feto.

Por volta da 11ª e da 13ª semanas, o ultrassom pode ser usado para averiguar alguns aspectos importantes do desenvolvimento do bebê, como o fechamento do tubo neural, o desenvolvimento adequado dos órgãos internos, o ritmo dos batimentos cardíacos, sua frequência, e suspeita de anomalias cromossômicas. Após a 16ª semana, já se pode saber o sexo do bebê observando seus órgãos sexuais. Quando isso não é possível, em geral é porque a posição do bebê dentro do útero da mãe não permite a visualização. Considerando que esse é o único exame que permite a observação em tempo real do que está acontecendo no universo do bebê, o ultrassom é utilizado para verificar se há algo de inadequado ou inesperado acontecendo. O médico consegue verificar se a mulher está portando mais de um feto, e se há anormalidades como placenta prévia (posição anormal da placenta) ou posição anormal do feto, por exemplo.

O ultrassom pode ser utilizado também como coadjuvante em outros exames, isto é, para orientar a inserção da agulha durante uma amniocentese, que é a coleta de uma amostra de líquido amniótico para a realização de estudos genéticos, ou da maturidade pulmonar do feto, e durante uma transfusão de sangue fetal. No final da gestação, o médico pode utilizar a ultrassonografia para identificar a posição do bebê e a maturidade placentária, além de saber se o trabalho de parto ocorrerá prematuramente, ou ainda quando há suspeita de ruptura prematura das membranas (quando as membranas repletas de líquido que contêm o feto rompem antes do início do trabalho de parto). O ideal é realizar uma média de três ultrassonografias durante a gestação, sendo que as melhores datas serão na 12ª semana, na 22ª e na 28ª, quando é feita uma avaliação do coração do bebê.

Ultrassonografia em 3D e 4D

Os métodos de ultrassonografia em 3D (três dimensões) e em 4D (quatro dimensões) são inovações do método tradicional, que é realizado em 2D (duas dimensões). O método em 3D transforma as imagens convencionais em imagens tridimensionais, permitindo que a gestante consiga visualizar uma imagem mais realista do bebê. Essas imagens apresentam uma qualidade quase fotográfica. Para o médico, essa tecnologia permite confirmar com mais precisão o estado de saúde do feto, tornando-se um importante método complementar. Vale destacar que a obtenção de boas imagens depende de alguns fatores. Para os pais, o ultrassom em 3D possibilita a visualização da anatomia do feto, e esse sentido – o da visão – quando desperto, proporciona um aumento do vínculo com o bebê, pois mostra imagens reais de seu corpo, braços, pernas, mãos, pés e do rosto, o que possibilita o reconhecimento não só do sexo, mas de todo o bebê, em detalhes. É a chance de já contar com uma foto do pequenino antes mesmo de seu nascimento! O método 4D (quatro dimensões), de tecnologia avançada, nada mais é que a imagem 3D em movimento. Os pais podem observar toda a movimentação do bebê, desde que as condições para a obtenção da imagem sejam favoráveis. Nesse tipo de exame, é possível observar caretas, sorrisos, bocejos e outros movimentos delicados e característicos do bebê.

Ultrassom transvaginal

É um ultrassom que é feito com uma introdução leve do transdutor na vagina da gestante. Permite verificar se o ovo está bem posicionado na parede interna do útero, se o feto se desenvolve normalmente, quantos são, etc. O primeiro ultrassom transvaginal deve ser feito antes da 10ª semana de gestação, pois o útero ainda é pélvico e pequeno. Nesse tipo de ultrassonografia, a bexiga não precisa estar cheia e o médico consegue detectar a gravidez ainda mais precocemente do que com uma ultrassonografia abdominal.

Translucência nucal ou ultrassonografia morfológica do primeiro trimestre

É o ultrassom feito para verificar na nuca do bebê se há alguma alteração e, por intermédio dele, quantificar melhor o risco de alterações cromossômicas. Deve ser feito entre a 11ª e 13ª semanas, sendo ideal na 12ª semana. Esse é o exame que pode constatar o diagnóstico de Síndrome de Down.

Ultrassonografia morfológica do segundo trimestre

É o ultrassom que deve ser feito, preferencialmente, na 22ª semana. Por intermédio dele, é possível analisar a anatomia do bebê e medir o tamanho dos ossos e dos órgãos internos. O exame diagnostica 90% das malformações. Quando há suspeita de anomalias, pode ser feito o diagnóstico com o ultrassom 3D, que fornece imagens tridimensionais.

Cardiotocografia

Analisa a vitalidade do feto, permitindo avaliar o bem-estar do bebê. O exame é realizado com um aparelho chamado cardiotocógrafo, e nele são registrados os batimentos cardíacos do feto, sua movimentação e a contração uterina. O resultado é semelhante a um traçado de eletrocardiograma, e o médico pode avaliar se o feto tem insuficiência na oxigenação cerebral por motivos placentários, posicionais ou compressões do cordão umbilical, como, por exemplo, a circular cervical, mais conhecida como "cordão enrolado no pescoço". Pode ser feito a partir da 28ª semana.

Cardioecografia

Por meio de imagens, verifica-se o andamento do aparelho cardiocirculatório. Se houver alterações morfológicas, esse exame as acusará. Embora as mães tenham muito medo de que seus filhos sofram alterações genéticas (como a Síndrome de Down), esse tipo de problema não é tão recorrente quanto as alterações cardíacas. Para se ter uma ideia, a incidência de alteração genética é de 1 para 700, enquanto a cardíaca é de 1 para 100.

Amnioscopia

É a análise dos aspectos do líquido amniótico para saber as condições do feto pelo colo uterino. Deve ser realizada quando houver alguma dilatação do colo, em torno de 36 ou 37 semanas de gestação. Coloração amarelada indica que a data do nascimento já passou. Se estiver verde, é sinal de que o bebê evacuou no líquido. Líquido amniótico com coloração similar a água de coco indica que o bebê já está maduro e pronto para o nascimento. Um líquido mais claro e limpo indica que o bebê ainda não amadureceu e, portanto, ainda não está pronto para nascer.

Cultura da secreção vaginal

Esse exame, feito por volta da 35ª semana, começa a se tornar rotina na prevenção de infecções neonatais. A cultura de material coletado do colo do útero aponta a presença ou não de uma determinada bactéria (estreptococos beta hemolíticos) no canal de parto. Uma vez detectada, o que ocorre em 30% das grávidas, um antibiótico deve ser administrado durante o trabalho de parto para que o bebê não seja contaminado no nascimento.

Exames específicos

Além de todos os exames mencionados, alguns devem ser feitos para grávidas de condições bem específicas. Nas mulheres da raça negra e naquelas com ascendência mediterrânea, deve ser investigada a presença de traço de anemia falciforme ou de doença da célula falciforme. Quando a mulher apresentar alto risco de conceber um filho com uma anomalia genética, devem ser realizados exames genéticos. Os testes cutâneos para a tuberculose são aconselháveis para as mulheres asiáticas, latino-americanas e oriundas de aglomerações urbanas nas quais o risco de desenvolvimento da doença é maior que o normal.

A radiografia toráxica somente é realizada quando a mulher sabidamente apresenta uma doença cardíaca ou pulmonar. Caso contrário, a exposição aos raios X deve ser evitada, especialmente durante as primeiras 12 semanas de gravidez, pois o feto é extremamente sensível aos efeitos perniciosos da radiação. Quando uma radiografia é necessária, o feto deve ser protegido por um avental de chumbo, que é colocado sobre a região abdominal baixa da gestante, para proteger o útero. O diabetes deve ser investigado durante toda a gestação, e também depois, nas mulheres que já geraram bebês grandes ou que sofreram abortos espontâneos inexplicados, nas que apresentam açúcar na urina ou nas que têm um parente próximo diabético.

Exames especiais

São os exames solicitados quando há suspeita de alguma anormalidade no desenvolvimento do feto ou na saúde geral da grávida, ou ainda quando são solicitados a pedido dos pais. Portanto, são chamados de exames feitos sob circunstâncias especiais.

Biópsia de vilocorial

Alterações genéticas são diagnosticadas por intermédio da retirada do tecido da placenta. A retirada desse material é feita ou com uma agulha introduzida na barriga ou pela vagina da gestante.

Amniocentese

Realizado entre a 15ª e 20ª semana, o exame investiga doenças genéticas, como a Síndrome de Down, por meio da coleta do líquido amniótico. O resultado demora de dez a 20 dias, mas uma parte do líquido retirado pode ser submetido ao exame de Fish, uma técnica que acelera o resultado. Em 72 horas, é possível avaliar as cinco principais doenças cromossômicas, responsáveis por 95% dos problemas.

Cordocentese

Trata-se da punção do cordão umbilical intrauterina, orientada pela ultrassonografia, para a coleta do sangue fetal, feita após a 20ª semana de gestação. Com o sangue colhido podem ser realizados exames laboratoriais para diagnósticos de infecções, diagnósticos de anemia fetal e anemias metabólicas.

É indicada nos casos de investigações de desordens genéticas e infecções congênitas.

Doppler de velocimetria

Entre a 32ª e a 35ª semana, esse exame pode ser realizado. Avalia a circulação do sangue materno para a placenta, e desta para o bebê. Esse exame pode ainda ser indicado durante toda a gestação para mães hipertensas ou com doença que impede o bom funcionamento de sua placenta. Também mede o fluxo de sangue do bebê, confirmando seu estado de saúde.

Perfil biofísico fetal

Verifica o comportamento e a vitalidade do bebê pela ultrassonografia em gestações de risco, como nos casos de gestante com diabetes e hipertensão, doenças que podem comprometer o desenvolvimento da placenta. Deve ser realizado a partir da 26ª semana.

Sexagem fetal

O teste de sexagem fetal permite a identificação do sexo da criança a partir da 8ª semana de gravidez. Com a simples coleta de uma amostra de sangue da mãe, é possível determinar o sexo genético, segundo a teoria dos cromossomos. A espécie humana possui 46 cromossomos em suas células e o que faz diferença entre o sexo masculino e o feminino são os cromossomos sexuais X e Y. As mulheres possuem dois cromossomos X (46, XX) e os homens um cromossomo X e um Y (46, XY). Portanto, o cromossomo Y está presente no homem e ausente na mulher. No diagnóstico do sexo genético fetal são utilizadas sondas moleculares específicas para segmentos de DNA existentes apenas no cromossomo Y, que é exclusivo do sexo masculino. Estando presente o segmento de DNA masculino, assume-se que o feto é do sexo masculino. Se o feto for do sexo feminino, o segmento de DNA do cromossomo Y não é encontrado. O índice de acerto do exame é de 99%, exceto quando existem interferências especiais. Para a realização do exame são coletados 10 ml de sangue em tubo a vácuo.

CAPÍTULO 3

A alimentação da grávida

A alimentação da grávida é um item muito importante durante a gestação, e deve receber máxima atenção, já que é do corpo da mãe que virá toda a "matéria-prima" para a formação do novo ser que cresce em seu ventre. Mas a grávida não deve, nunca, "comer por dois", como gosta de indicar o senso comum. É unânime a opinião de médicos, nutricionistas e especialistas no acompanhamento da gestante: nada de dobrar as calorias diárias durante os nove meses que vêm pela frente. Essa conta está equivocada e pode gerar mais danos que benefícios para mãe e bebê.

Estudos e experiências bem-sucedidas mostram que a gestante precisa de um acréscimo de apenas 300 calorias por dia para garantir bem-estar e um aumento de, no máximo, 12 quilos ao longo da gravidez. Além disso, mais importante que aumentar a ingestão de alimentos, é permanecer atenta à qualidade do que se come. Afinal de contas, doces e gorduras e carboidratos em excesso não significam saúde, e sim mais peso e, consequentemente, mais incômodos, mais riscos e mais dificuldade de recuperar o peso depois que o bebê nascer.

Se antes da gravidez a mulher não estava preocupada com uma alimentação balanceada, é hora de começar um novo programa alimentar que, além de prover o bebê com todos os nutrientes necessários, será fundamental para manter uma gestação equilibrada e uma rápida recuperação no pós-parto. Esse equilíbrio deve privilegiar o bom-senso, ou seja, nem comer tão pouco que a mãe tenha um peso considerado insuficiente, e trará maior risco de ter um bebê com baixo peso (fato que, em muitos casos, está associado ao elevado índice de mortes e aparecimento de doenças), e nem se tornar obesa, o que constitui outro elemento de risco para a gestante. O peso exerce influência sobre todo o funcionamento do organismo que, durante a gestação, será solicitado com ritmos diferentes. A gestante vai precisar, por exemplo, de maior esforço para o coração, que precisa trabalhar em sua capacidade máxima.

Alimentação equilibrada

Uma alimentação equilibrada contém alimentos em quantidade e qualidade adequadas à manutenção das atividades corporais e da saúde, ou seja, deve fornecer energia, manter a estrutura e as funções corporais, regular os processos orgânicos e síntese de células e tecidos. No caso da gestante, deve atender às demandas do feto sem sobrecarregar a mãe. Para isso, a alimentação deve fornecer proteínas, lipídios (gorduras), carboidratos, vitaminas e minerais dentro das necessidades de cada mulher. Por isso, o acompanhamento médico e, se possível, de um nutricionista, é altamente recomendado. Diariamente, a alimentação da gestante deve incluir os seguintes elementos:

Alimentos construtores

São os que fornecem material adequado à formação dos tecidos de que é constituído o corpo. É representado pelas proteínas e aminoácidos encontrados em carnes (aves, peixes e carnes vermelhas); ovos; leguminosas como feijão, ervilha, grão-de-bico e lentilha; e leites e derivados, como iogurte, queijos e coalhada.

Alimentos reguladores

São os que fornecem substâncias como vitaminas e sais minerais, responsáveis por regular diversas funções do organismo, assegurando sua normalidade. São encontradas principalmente em alimentos como frutas, verduras e legumes.

Alimentos energéticos

Como o próprio nome diz, fornecem energia para a realização de todas as necessidades do corpo e atividades realizadas. São encontrados em alimentos como gorduras (óleo, manteiga, etc.), glicídios (açúcares, cereais e amiláceos) e carboidratos (dar preferência aos grãos integrais). A quantidade ideal em calorias diárias vai depender de características como constituição física, idade, peso, altura e condições especiais, como a própria gestação, entre outras analisadas caso a caso por um profissional especialista no tema. Além disso, a quantidade total necessária para um dia (VET – Valor Energético Total) deverá ser dividida em seis refeições, para que a gestante não sinta fome e o feto absorva os nutrientes necessários ao longo de todo o dia.

Suplementação vitamínica e polimineral

Vitaminas e minerais são muito importantes, tanto a partir do momento em que a mulher decide engravidar, como também durante a gestação e a amamentação. Recomenda-se que a grávida tenha uma alimentação adequada e inicie a ingestão de um suplemento polivitamínico e polimineral pelo menos três meses antes de engravidar, se possível. Isso previne problemas de malformação fetal, como defeitos do tubo neural, lábio leporino e defeitos do aparelho genital e urinário do feto, além de contribuir para a saúde da futura mãe e do bebê.

O peso ideal

Uma mulher que tenha constituição física e saúde equilibradas deve ganhar entre 9 e 12 quilos durante a gestação, ou seja, cerca de 1,5 a 2 quilos por mês, a contar a partir da 16ª semana. Antes desse tempo, o bebê não ganha peso e, portanto, a mãe não tem por que modificar seu peso inicial, especialmente se estiver mantendo uma alimentação equilibrada e saudável. Como o controle do peso torna-se mais difícil no final da gestação, uma boa dica é a mulher evitar ganhar peso durante os meses iniciais. Por outro lado, o não aumento de peso ou ainda a perda dele a partir do segundo trimestre é um mau sinal, especialmente quando o ganho de peso total é inferior a 4,5 quilos. Isso pode acarretar um retardo do crescimento do feto intraútero.

Algumas vezes, o ganho de peso é causado pela retenção de líquido decorrente do mau fluxo sanguíneo nos membros inferiores, principalmente quando a mulher permanece em pé por longos períodos. Nesse caso, a gestante pode minimizar o problema fazendo pequenas pausas durante o dia. A melhor posição para isso é deitando-se de lado, preferivelmente sobre o lado esquerdo, durante 30 a 45 minutos, duas a três vezes ao dia. A razão de deitar-se sobre o lado esquerdo é que a veia cava, que traz todo o sangue dos membros inferiores em direção ao coração, fica à direita da coluna vertebral. Portanto, ao deitar-se do lado esquerdo, a mulher desobstrui a passagem do sangue por essa veia e permite uma melhor circulação. Isso faz com que a retenção de líquido diminua e a sensação de bem-estar aumente. Também podem ser indicadas sessões de drenagem linfática, uma ou duas vezes por semana, desde que autorizadas pelo médico.

Acréscimo diário de calorias

Durante a gravidez, a maioria das mulheres deve acrescentar cerca de 300 calorias à sua dieta diária para prover a nutrição do feto em desenvolvimento. Embora as proteínas devam representar a maior parte dessas calorias, a dieta deve ser bem balanceada, incluindo frutas frescas, cereais e vegetais. Os cereais ricos em fibras e sem açúcar são excelentes. Deve-se dar preferência ao sal que tenha menos sódio (verificar especificação nos rótulos); ele pode ser consumido com moderação, mas os alimentos excessivamente salgados ou os que contêm conservantes devem ser evitados. As dietas restritivas durante a gravidez não são recomendadas, mesmo para as mulheres obesas, pois a qualidade da dieta alimentar é essencial para o desenvolvimento adequado do bebê. O importante é não reduzir os nutrientes essenciais para o desenvolvimento do feto.

O universo alimentar é vastíssimo e os hábitos e preferências também. Portanto, a fim de permitir que cada mulher componha seu cardápio, baseado em suas preferências e hábitos alimentares, sem a imposição de modismos e práticas alimentares de outras pessoas, sugerimos que as gestantes observem as orientações nutricionais e recomendações a seguir, desde que estejam com peso adequado no início da gravidez e não apresentem complicações como anemia, diabetes, hipertensão, etc. Para um cardápio personalizado, de acordo com cada constituição física, ou para aquelas que apresentam quaisquer tipos de desequilíbrio no organismo, o ideal é procurar ajuda de um nutricionista para uma orientação contextualizada.

Orientações gerais para o cardápio diário

- Fazer, no mínimo, cinco refeições por dia (desjejum, lanche, almoço, lanche e jantar).
- Beber muito líquido, pelo menos 1,5 litro por dia (cerca de seis copos).
- Restringir alimentos salgados e/ou gordurosos, bem como aqueles com as chamadas "calorias-vazias", como refrigerantes, balas e doces industrializados.
- Bebidas alcoólicas são terminantemente proibidas.
- Tomar, pelo menos, três copos de leite por dia, ou consumir derivados como coalhada, iogurte, queijos e ricota, para cobrir a necessidade de cálcio, importante na formação dos ossos. Se a gestante não gosta de leite puro, pode consumi-lo em preparações como mingaus, frapês, vitaminas, canjica, arroz-doce, ou leite batido com chocolate, aveia, linhaça.

- Consumir alimentos ricos em ferro, como feijão, vísceras (fígado de boi, miúdos de galinha, rim, coração), carne, espinafre, beterraba e agrião. Consumir vísceras pelo menos duas vezes por semana. Consumir, na mesma refeição, alimentos ricos em vitamina C, para melhorar a absorção do ferro, como laranja, limão, caju, maracujá, pimentão, tomate, goiaba, tangerina, morango e acerola, sempre crus, que podem ser ingeridos sob a forma de sucos ou refrescos, por exemplo.
- Não "beliscar" entre as refeições. Alimente-se a intervalos regulares.
- Restringir o consumo de doces.
- Preferir sempre os alimentos ricos em fibras, como legumes, verduras e frutas cruas, além de cereais integrais, para prevenir a constipação intestinal.
- Se a mulher já sofria de constipação intestinal antes de engravidar, deve consumir uma colher de sopa de farelo de aveia, que pode ser misturado ao feijão, sucos, leite, iogurte, vitaminas e frutas amassadas.
- Evitar alimentos constipantes, isto é, que dificultem o trânsito intestinal, como banana-maçã, maçã, pães com farinha refinada, batata, aipim, farinha de rosca, alimentos refinados (arroz branco, açúcar branco, etc.) e chá-preto.
- É importante evitar também alimentos formadores de gases, como couve-flor, repolho, pepino, jaca, batata-doce, pimentão, ervilha, brócolis e nabo.
- Lembre-se: os três "pós brancos" inimigos da grávida são a farinha branca, o açúcar e o sal.

CAPÍTULO 4

Os cuidados com a beleza da grávida

Muitas mulheres, ao se descobrirem grávidas, imediatamente entram em conflito com seus valores e conceitos de estética, beleza e sensualidade. Acreditam, equivocadamente, que se tornarão mais feias e desengonçadas à medida que sua barriga crescer. Julgam seu aumento de peso como uma característica que as tornará pouco desejáveis pelo parceiro, e aparentemente desinteressantes e deselegantes.

O fato é que a gravidez carrega em si uma beleza particular e muito especial, desde que a mulher aceite esse evento com todas as suas mudanças próprias, e deixe que sua feminilidade – mais evidente do que nunca – floresça e transpareça. Essas mudanças incluem desde as alterações já conhecidas do corpo, até as menos evidentes. As unhas e os cabelos, geralmente, crescem mais rápido que o normal, por exemplo. O corpo torna-se mais quente e, portanto, as grávidas tendem a transpirar mais, o que pode ser controlado com desodorantes e antiperspirantes, banhos mornos e uso de roupas de algodão. A pigmentação da pele também muda durante a gravidez.

Para compreender melhor as transformações decorrentes de todas alterações hormonais e do ganho de peso durante a gestação, a seguir há informações sobre como evitar indesejáveis consequências como estrias, celulite, varizes, problemas de dentes e gengivas, e para manter os cabelos bonitos e a pele saudável.

Cuidados na escolha dos cosméticos

Quando precisar usar qualquer tipo de creme, pomada, hidratante ou outro cosmético, é importante evitar os que contenham ácido retinoico ou cortisona na sua formulação. Desse modo, evita-se que esses produtos afetem a saúde da mulher e a do bebê.

Como evitar estrias

As estrias, na maioria dos casos, têm ligação direta com hereditariedade, aumento de peso e ação dos hormônios. Quando aparecem por conta do aumento de peso, o que ocorre é que a pele, assim como um tecido fino, fica esgarçada ao ser esticada. Desse modo, a estria é o dilaceramento da fibra elástica e do colágeno que sustentam a derme (a camada mais profunda da pele), ou seja, a pele é esticada além de seu limite de elasticidade e termina rompendo, e surgem "linhas" naquele local. As áreas mais comuns para o aparecimento das estrias são o abdômen, as mamas, as nádegas e as coxas. Inicialmente, elas são linhas rosadas que depois adquirem uma cor mais do tom da pele ou ligeiramente branca. As estrias da gravidez, que tipicamente se apresentam em mulheres jovens saudáveis, frequentemente são causa de baixa autoestima pelo aspecto físico da mulher. Além disso, elas não aparecem de um dia para o outro, e muitas vezes podem ser prevenidas com boa alimentação, acompanhamento pré-natal adequado e uso diário de hidratantes e emolientes de boa qualidade.

Existem muitos produtos no mercado para tratamento de estrias, mas de eficácia não comprovada, que contêm muitas substâncias que podem causar alergia, e outros até que podem ser tóxicos para o bebê. Portanto, ao escolher um creme para auxiliar na prevenção de estrias, é importante que esse produto não contenha perfumes, conservantes, ureia, extratos de origem animal, lanolina, álcool, polietilenoglicóis (PEGs) ou alguma outra substância cosmética que possa afetar a pele sensível da gestante ou ter risco de reações adversas. Converse sempre com seu ginecologista e prefira cremes e emolientes simples, que possuam em sua fórmula a composição de água em óleo com alto nível de lipídios, assim como ingredientes de efeito umectante, que têm a capacidade de absorver e reter a umidade na epiderme. Produtos com essas propriedades potencializam a elasticidade e a resistência da pele, ajudando a prevenir o aparecimento das estrias.

Como evitar o aparecimento ou agravamento da celulite

No caso da celulite, o fator genético pode fazer toda a diferença. Durante a gestação, acontece uma significativa alteração hormonal no organismo, incluindo o aumento dos hormônios femininos (estrógeno), que provoca retenção de líquido no corpo e problemas na microcirculação local. O resultado aparece nas nádegas e coxas, em forma de depressões e "buraquinhos", com a temida aparência de casca de laranja. É a celulite!

Para evitar ou combater a celulite, o mais indicado é a prática de exercícios físicos leves, como natação, caminhadas e ginástica localizada suave. Outra medida eficiente pode ser a massagem com cremes que contenham centella asiática. Os cremes indicados para o combate à celulite ou às estrias devem ser usados sempre após o banho, pois facilita a absorção do produto pela pele. Os exercícios fortalecem os músculos das coxas e do bumbum, o que evita a retenção de líquido, que é a principal causa desse incômodo. Além disso, a ingestão de, no mínimo, dois litros de água por dia, é fundamental para evitar o aparecimento da celulite.

Como evitar o aparecimento ou agravamento das varizes

As varizes podem surgir durante a gravidez por causa da compressão dos vasos abdominais (veia cava) pelo bebê, dificultando o retorno venoso e, consequentemente, a circulação do sangue nas pernas da mãe, provocando uma dilatação das veias nessa região. Podem surgir tanto as varizes propriamente ditas, que aparecem na forma de cordões mais espessos, como os chamados vasinhos, que são as teleangectasias, causadas pela dilatação de pequenos vasos e aparecem como linhas finas e avermelhadas.

O modo mais eficiente de evitar o surgimento dos vasinhos ou das varizes é o uso de meias elásticas de compressão leve nos primeiros cinco meses, e de média compressão até o final da gravidez. No caso das mulheres que já tinham varizes antes de engravidar, o melhor é começar usando meias de média compressão desde o início da gestação e, após o quinto mês, dependendo da gravidade, passar para a alta compressão. Além disso, sempre que possível, colocar as pernas sobre um pufe ou uma cadeira (quando estiver assistindo televisão, por exemplo) para descansá-las e facilitar a circulação sanguínea. Por fim, exercícios como caminhada e natação são muito benéficos e indicados para ativar a circulação dos membros inferiores, e podem ser feitos durante pelo menos 15 minutos, duas vezes ao dia.

Cuidados com os cabelos

A ação dos hormônios durante a gravidez exerce um efeito imprevisível sobre os cabelos. Podem ocorrer modificações com relação à textura, como os cabelos crespos tornarem-se lisos ou vice-versa, por exemplo. Em alguns casos, podem se tornar volumosos e brilhantes e, em outros ainda, quebradiços e opacos. Quando acontece aumento da oleosidade, a explicação fica por conta da grande quantidade de progesterona circulante que estimula as glândulas sebáceas do couro cabeludo.

Em geral, o cabelo da grávida torna-se mais abundante. Após o nascimento do bebê, é comum acontecer uma queda excessiva e com reposição mais lenta. Ou seja, esse é um processo normal e reversível (telogen effluvium). Não há com o que se preocupar. Em relação aos produtos químicos, o melhor a ser feito durante a gestação é evitá-los, inclusive os contidos nas tinturas, descolorações e permanentes, principalmente nos quatro primeiros meses de gravidez, período em que há o desenvolvimento da maioria dos órgãos do feto. Em último caso, deve-se dar preferência aos produtos com hena pura, que é um produto feito à base de plantas.

Como tratar das unhas

É preciso hidratar as unhas com cremes para as mãos, que devem ser usados duas ou três vezes ao dia. O uso de um esmalte com pequena quantidade de formol também ajuda. Por fim, a alimentação balanceada é fundamental para manter as unhas saudáveis.

Como evitar inchaços nos pés

É muito comum acontecer de os pés da gestante incharem, tanto por causa do peso aumentado quanto por eventuais dificuldades de circulação sanguínea. Por isso, o melhor é repousar no meio do dia, mantendo os pés levantados sobre uma almofada, ou ainda caminhar frequentemente e usar sapatos de saltos baixos e confortáveis. O uso da meia elástica também é indicado.

Como cuidar da pele

Em geral, as grávidas podem apresentar manchas escuras na pele do rosto durante a gestação, especialmente na testa e nas bochechas. Isso acontece por causa do que chamamos de melasma, uma máscara gravídica que surge em função da alteração do MSH, o hormônio regulador da pigmentação. A incidência é maior em mulheres que ficam expostas ao sol. Para prevenção, tenha sempre à mão um protetor solar de fator 15 no mínimo, e que bloqueie as radiações UVA e UVB, mesmo não estando sob o sol ou em dias nublados.

Além disso, é praticamente unânime o surgimento de uma linha escura vertical no meio do abdômen, chamada *linha nigra*. Pequenos vasos sanguíneos que lembram aranhas (angiomas) podem surgir na pele, geralmente acima da cintura, assim como podem surgir capilares dilatados e de paredes finas, sobretudo nas pernas. A pigmentação também pode aumentar nas aréolas dos seios. Os mamilos escurecem e pintas e sardas também podem escurecer.

Para resolver eventuais alterações na pele, existem produtos clareadores à base de ácido glicólico, ácido fítico e vitamina C que podem ser usados durante a gravidez, sempre sob orientação médica. Caso apareçam pruridos (coceiras), o que é relativamente comum na gravidez, o problema pode ser aliviado de maneira bem simples, com banhos que devem ser tomados junto com pequenas quantidades de amido de milho, e também com cremes à base de mentol.

Limpeza e hidratação da pele

A maneira de fazer a limpeza e hidratação da pele durante a gestação depende de fatores como o tipo de pele (normal, mista, seca ou oleosa) e a estação do ano. No verão, há maior transpiração, e o suor mistura-se à gordura da pele deixando-a mais oleosa. Nesse caso, é necessário o uso de sabonete suave e neutro (líquido ou em barra) ou que contenha hidratantes para as peles mais secas.

Tipos de pele

Normal	Mista
Como o próprio nome diz, é uma pele equilibrada. Apresenta uma textura firme e elástica. Aconselha-se limpeza e hidratação suaves. Mousses e espumas de limpeza, que também hidratam, e sabonetes neutros são os produtos mais indicados.	A oleosidade concentra-se na região "T", ou seja, testa, nariz e queixo, enquanto as laterais do rosto são mais secas. A limpeza e a hidratação devem ser equilibradas: menor hidratação na região T e, na parte seca, o inverso.
Oleosa	**Seca**
Apresenta brilho excessivo. Os poros são dilatados e visíveis. A limpeza deve ser feita com sabonetes líquidos ou em gel. Na hora de passar o hidratante, opte por produtos não comedogênicos, ou seja, que não obstruem os poros e são livres de óleo (*oil free*).	É sem brilho e opaca. Na hora da limpeza, muito cuidado para não deixá-la ainda mais ressecada e descamada. Escolha produtos hipoalergênicos e cremes nu-tritivos que são hidratantes mais potentes, com colágeno ou ureia na composição.

A limpeza deve ser feita de duas a três vezes ao dia, mas, se a pele for muito seca, substitua o sabonete por um leite ou creme de limpeza. Lembre-se que o sabonete ou o leite de limpeza removem as impurezas da pele, incluindo poluição, gordura, bactérias, células mortas e transpiração, ou seja, o ritual de limpeza é similar ao da escovação dos dentes: imprescindível.

Para a hidratação da pele do corpo, e principalmente da barriga, devem ser usados cremes hidratantes à base de óleo de uva, ureia e elastina que, além de hidratar, aumentam a elasticidade da pele e previnem as estrias. Os hidratantes podem ser de origem animal, vegetal ou sintéticos. E não se esqueça: para prevenir o aparecimento de manchas no rosto, é fundamental usar cremes que contenham fotoprotetores e vitamina C na sua composição.

Cuidados com dentes e gengivas

Quando tratamos da beleza dos dentes e da saúde da boca em geral, tanto da mamãe quanto do bebê, precisamos falar, inevitavelmente, de alimentação. É bom lembrar que, no quarto mês de gestação, o bebê começa a ter seu paladar desenvolvido, e se a dieta da mãe for muito rica em açúcar, é bem possível que o bebê, quando nascer, tenha preferência por alimentos doces, o que não é bom para sua saúde. Por outro lado, se a gestante seguir uma dieta balanceada, não vão faltar cálcio, fósforo e outros minerais que são retirados da sua corrente sanguínea para formar os dentes do bebê. Lembre-se: nesse período, o bebê só depende da mãe.

Ao planejar uma gravidez, a mulher deve se antecipar e visitar o dentista, realizando todo tratamento necessário antes de engravidar. Durante a gestação, a gengiva fica mais suscetível a inflamações, mas isso só acontecerá se a gestante não escovar os dentes corretamente. Se uma mulher grávida necessitar de tratamento dentário, deve iniciá-lo, preferencialmente, entre o quarto e o sexto mês, já que no primeiro trimestre o bebê está em formação e, no final da gravidez, a tensão é bem maior. O que não pode ocorrer é uma fuga do tratamento, pois inflamações sem os devidos cuidados podem gerar grandes problemas de saúde à mamãe e ao bebê.

A anestesia e os medicamentos devem ser analisados em conjunto com o dentista e o ginecologista. Radiografias também devem ser evitadas, e sua necessidade deve ser analisada caso a caso. A gestante deve ser meticulosa com a higiene bucal, certificando-se de passar o fio dental e escovar os dentes após todas as refeições. O aumento da incidência de cáries tem ligação direta com a presença da placa bacteriana, que é fruto da má escovação.

Indica-se procurar um dentista para uma aplicação tópica de flúor (ATF). A higiene bucal também depende da qualidade da escovação; sempre que tiver dúvidas, a gestante deve perguntar ao seu dentista qual a melhor escova e qual o método correto de escovação. São perguntas simples, mas que podem garantir dentes saudáveis a toda família. Por fim, a dieta rica em verduras e carnes magras deve ser estimulada, assim como a ingestão de líquidos. Dessa maneira, o organismo estará mais saudável e, consequentemente, a pele e os cabelos ficarão mais bonitos e com menos problemas.

Deve-se evitar o excesso de açúcar na alimentação, pois é uma boa maneira de evitar problemas nos dentes e gengivas. Sabe-se que a ingestão de leite e seus derivados são importantes para uma boa formação dos ossos do feto. Assim, deve-se evitar ao máximo a ingestão de açúcares (doce, chocolates, etc.) durante a gravidez, pois está provado que as crianças filhas de mães "formigas" terão dentes problemáticos, fracos e frequentemente cariados. A dieta cariogênica (que causa cáries) deve ser evitada mesmo durante o desenvolvimento da criança, nos seus primeiros anos de vida.

Como evitar dores nas costas

A dor nas costas pode ocorrer na gravidez, já que a postura da mulher grávida naturalmente se altera com o crescimento do bebê em sua barriga, e podem ocorrer sobrecargas não habituais, com a compensação da postura. Para a prevenção de dor nas costas (lombalgia), é recomendável o uso da cinta para gestante, vendida nas lojas de materiais ortopédicos. Além de evitar dores, segura a parede abdominal evitando forçar a coluna lombar e a pele da parede da barriga, prevenindo o aparecimento das estrias.

CAPÍTULO 5

Exercícios físicos na gravidez

Os médicos e especialistas na área de saúde e bem-estar são unânimes: a qualidade de vida de uma pessoa aumenta consideravelmente quando ela pratica exercícios físicos regularmente. Porém, há quem acredite que, no caso das grávidas, essa assertiva deixa de valer, e que qualquer esforço físico seja maléfico durante a gestação, o que não é, absolutamente, verdade! Já está provado, por meio de diversos estudos específicos, que exercícios físicos bem feitos e adequados às mudanças fisiológicas, morfológicas e também psicológicas que ocorrem durante a gravidez são extremamente benéficos à mulher grávida e ao feto.

Sabemos que muitas mulheres, quando se descobrem grávidas, passam a se sentir feias, desengonçadas e "gordas", considerando apenas as expectativas estéticas ditadas pela moda e pela mídia. Nesse sentido, os exercícios físicos certamente ajudam muito também. Quando exercitam o corpo, as mulheres se sentem mais equilibradas, ganham menos peso e podem lidar melhor, inclusive emocionalmente, com todas as mudanças próprias desse período. A oscilação de humor tende a diminuir e a autoestima aumenta consideravelmente. O contato com o próprio corpo beneficia a integração entre a gestante e o bebê, e o parto fica muito mais fácil e harmonioso.

No entanto, antes de praticar qualquer tipo de atividade física, é de extrema importância que a gestante passe por uma consulta com seu médico, para ser avaliada e autorizada para a prática de exercícios. Seu ginecologista deve detalhar quais os exercícios podem e quais não podem ser feitos. Esse parâmetro dependerá do ritmo de vida que cada mulher tinha antes de engravidar, e também da saúde dela em geral. Caso se trate de uma gravidez de risco, é muito provável que a mulher seja proibida de fazer qualquer exercício ou, pelo menos, os que exigirão maior movimentação e grandes impactos.

Os exercícios físicos são ótimos, desde que praticados com responsabilidade, acompanhamento de profissionais preparados para lidar com quaisquer problemas que a gestante possa apresentar e, sobretudo, que as mulheres compreendam que cada caso é um caso. Não é porque uma grávida faz alongamento e caminhada, por exemplo, que todas poderão fazer.

Benefícios decorrentes da prática correta de exercícios físicos

São inúmeros os benefícios de se praticar exercícios físicos durante a gravidez. Entre eles, podemos citar a manutenção ou melhora do condicionamento físico, o menor ganho de peso e adiposidade materna, a diminuição de complicações obstétricas, o menor risco de parto prematuro, a diminuição do risco de diabete gestacional, o menor tempo de hospitalização e diminuição na incidência de cesárea, a melhora da autoestima e da autoimagem, a melhora da sensação de bem-estar e da capacidade física da gestante, a diminuição da sensação de isolamento social, bem como a diminuição da ansiedade, do estresse e do risco de depressão, a prevenção da constipação intestinal e a melhora na respiração, a melhora da circulação, do tônus muscular e da elasticidade da pele, contribuindo para o parto.

Além disso, há redução dos riscos de uma série de condições influenciadas pela obesidade e pelo estilo de vida sedentário, a prevenção de doenças cardiovasculares, a manutenção do controle das condições crônicas como a hipertensão, a artrite, os distúrbios respiratórios e a osteoporose e a diminuição do risco de depressão pós-parto.

Quando começar e quando parar

Em relação aos riscos e à intensidade da prática, bem como ao ritmo adotado, podemos dizer que existem os exercícios de baixo risco, os de médio risco e os desfavoráveis ou contraindicados. Sobre essa adequação, é sabido que mulheres que já praticavam algum tipo de esporte ou atividade física frequente antes de engravidar poderão manter um ritmo maior e mais intenso que aquelas que se mantinham sedentárias. As mulheres já acostumadas com certa atividade e que nunca sofreram aborto espontâneo devem apenas adequar movimentos, intensidade e ritmo das práticas; considerando sua gestação e, se não houver nenhuma contraindicação, podem continuar as atividades. Já as mulheres que não praticavam nenhuma atividade antes de engravidar devem iniciar os exercícios somente após a 12ª semana de gestação, ou seja, após o primeiro trimestre, considerado o mais delicado para o feto e para a gestante.

Até segunda ordem, a prática pode ser mantida até o nascimento do bebê, embora seja recomendado reduzir a intensidade à medida que se aproxima o momento do parto, ou assim que a gestante se sentir menos disposta e apta à realização dos exercícios. Depois do parto, é preciso aguardar no mínimo 40 dias para retomar a prática. Entretanto, cada caso é um caso, e o tipo de parto também deverá ser considerado para avaliação médica e posterior autorização. Mulheres que passarem por uma cesariana, por exemplo, deverão aguardar um tempo maior, de acordo com a opinião de seu ginecologista. Por fim, é certo que o retorno às atividades físicas após o nascimento do bebê auxilia não só a recuperação da forma física, como também combate a depressão pós-parto e aumenta a disposição geral da mulher.

Exercícios recomendados e não recomendados

É importante conhecer as opções e buscar a atividade que melhor se adeque ao seu condicionamento físico atual, para que o corpo, a mente e as emoções sejam beneficiadas pela prática correta de exercícios físicos.

Atividades de baixo risco

Os exercícios de baixo risco são os que propiciam os benefícios esperados sem agredir a fisiologia ou estressar o corpo da gestante. Esse tipo de atividade é, em geral, indicado para as mulheres que não praticavam nenhum exercício antes de engravidar. São eles:

- Caminhada
- Ciclismo (bicicleta ergométrica)
- Yoga
- Tai Chi Chuan
- Natação
- Hidroginástica

As atividades aquáticas, principalmente a hidroginástica, são extremamente recomendadas para todas as gestantes, mesmo àquelas que podem investir em exercícios de médio risco, já que se trata de uma modalidade que mantém um ritmo aeróbico ideal, pois é de baixo impacto para as articulações, mantém a temperatura do corpo em equilíbrio, diminui a resistência vascular renal e melhora o fluxo sanguíneo.

Atividades de médio risco

São exercícios que exigem mais condicionamento físico da gestante e, portanto, caso não esteja preparada, ela pode sofrer consequências graves e desnecessárias em vez de se beneficiar com a prática. Alguns exemplos de atividades de médio risco:

- Corrida
- Musculação
- Ciclismo urbano

Nessas atividades, é importante fazer o acompanhamento dos batimentos cardíacos, que não devem passar de 140 por minuto. Dentre as atividades de médio risco, a musculação é a modalidade que mais causa polêmica e controvérsias entre os médicos. Contudo, muitos médicos e especialistas consideram o treinamento com carga moderada inofensivo, defendendo que a musculação proporciona maior força e flexibilidade à gestante, o que lhe confere benefícios como melhor suporte de seu próprio peso, maior equilíbrio corporal, mais facilidade em realizar as tarefas diárias, melhora na postura e, principalmente, diminuição de lombalgia.

Atividades não recomendadas

São considerados exercícios não recomendados para gestantes aqueles de alto impacto ou os de contato físico e risco de traumas, que podem prejudicar não somente a integridade física da mãe como também e principalmente a do bebê:

- Vôlei
- Basquete
- Futebol
- Esqui
- Hipismo
- Mergulho
- Tênis
- Squash
- Patinação (não indicada para iniciantes, por causa do risco de queda)
- Ginástica aeróbica

As atividades mais indicadas na gravidez

As atividades e os exercícios mais indicados para as gestantes são:

- **Alongamento**: ajuda a manter a musculatura relaxada e o controle da respiração.
- **Andar de bicicleta**: não há restrições, salvo pela preocupação com quedas. A bicicleta ergométrica é a mais recomendada exatamente por não apresentar esse risco.
- **Caminhada**: costuma ser o exercício mais indicado, já que é muito benéfico à preparação para o parto, melhora a capacidade cardiorrespiratória e favorece o encaixe do bebê na bacia da mãe. O ideal é caminhar três vezes por semana, cerca de 30 minutos por vez.
- **Ginástica**: a gestante pode fazer ginástica durante todo o decorrer da gestação, exceto nas primeiras dez ou doze semanas. Cuidado para que não haja exagero na prática.
- **Hidroginástica**: é a ginástica mais indicada para as gestantes, pois favorece o relaxamento corporal, reduz as dores nas pernas e o inchaço dos pés e mãos. Deve-se ter cuidado com a temperatura da água, que deve estar entre 28ºC e 30ºC (veja mais a seguir).
- **Massagem**: suas diversas técnicas proporcionam vantagens tanto à circulação como ao relaxamento muscular. Com a gestante deitada de lado, deve-se aplicar a massagem no pescoço e nas costas. Essa prática propicia enorme bem-estar e relaxamento, além de favorecer o aspecto psicológico da mamãe.

- **Drenagem linfática**: é bastante recomendada para evitar o aparecimento ou agravamento da tão temida "celulite".

Riscos decorrentes da prática de exercícios sem acompanhamento médico

Se a gestante resolver praticar exercícios sem antes consultar seu médico ou desobedecendo às recomendações dele, estará colocando em risco a sua própria saúde e também a de seu bebê. Os riscos mais comuns decorrentes dessa negligência são:

- Hipoxia (diminuição da oferta de oxigênio para a mãe e para o feto)
- Hipertermia (aumento da temperatura basal materna)
- Parto prematuro
- Menor peso fetal
- Diabete gestacional
- Risco de aborto espontâneo

Contraindicações

Antes de iniciar qualquer atividade física, a gestante deve ser examinada por seu médico para saber quais exercícios deve evitar e quais são os contraindicados para seu caso. A classificação das doenças mais comuns que podem determinar a prática ou não da atividade física são:

Doenças absolutas: são os casos em que fica terminantemente proibida a prática de atividade física, como doença do miocárdio, insuficiência cardíaca, doença reumática, tromboflebite, embolia pulmonar, risco de prematuridade, placenta prévia, risco de hemorragia interna, hipertensão ou nenhum atendimento pré-natal.

Doenças relativas: são os casos que dependem da gravidade da doença, como anemia, doença cardíaca conhecida, distúrbio da tireoide, diabetes melitus, obesidade excessiva e sedentarismo.

Hidroginástica, a atividade física mais recomendada às gestantes

Aquele andar de "bailarina", a destreza e a agilidade gradativamente são perdidos durante a gestação. Afinal, o centro de gravidade da grávida se desloca para a frente e o equilíbrio é menor; essa inclinação dificulta a postura correta. Atividades que antes eram praticadas com facilidade tendem a exigir maior esforço, e o cansaço torna-se visível. Não é possível passar por todas essas transformações ignorando esses avisos. É fundamental saber como proteger o corpo de tensões e esforços. Para isso, é preciso trabalhar os músculos, tornando-os mais resistentes e protegendo a coluna vertebral.

Exercícios aliados a meditação, relaxamento e massagem proporcionam uma gestação mais serena e uma recuperação mais rápida no pós-parto. No entanto, uma das atividades físicas mais recomendadas às gestantes é a hidroginástica, por causa do baixo impacto da água sobre o corpo da grávida. Mas até nesse caso, é fundamental enfatizar que o médico é o aliado da mulher nesse processo. Conhecer sua real condição física só será possível com exames específicos. Pular essa etapa é deixar a saúde da mãe e do bebê a mercê de problemas que podem complicar a gestação e até comprometer um futuro saudável para ambos.

A gestante só deve iniciar a hidroginástica após a autorização do obstetra e, se necessário, depois de fazer exames com o cardiologista e fisioterapeuta. A partir dos resultados, o ginecologista tem condições para orientar sobre a quantidade de vezes por semana que ela pode praticar essa atividade física.

Avaliação física para iniciar a hidroginástica

Geralmente, o médico sugere que se comece após a 12º semana de gestação, com duas a três aulas por semana e, no final, dependendo das condições da gestante, pode-se praticar todos os dias. Quanto maior for o contato com a água, mais relaxada a gestante estará no momento do parto. A avaliação física também poderá ser feita pelos especialistas da própria instituição que oferece a hidroginástica, desde que a gestante confie no trabalho dos profissionais do local.

Os benefícios

Depois de obter o sinal verde para iniciar os exercícios, a gestante começará a perceber que fez uma escolha que trará muitos benefícios à sua saúde e à do bebê. As vantagens são inúmeras. A hidroginástica contribui para:

- Aumento da resistência física, da capacidade pulmonar, da massa muscular, da coordenação motora e da flexibilidade.
- Equilíbrio da pressão arterial.
- Sensível diminuição dos edemas e inchaços nos tornozelos.
- Alívio na região lombar. O trabalho na água faz com que não haja tanta pressão na lombar sempre que é solicitada.
- Diminuição das dores nas pernas.
- Melhora do controle cardiovascular.
- Diminuição das câimbras e com menor intensidade (na gravidez a gestante perde muito potássio, que é sugado pelo bebê, e essa perda resulta nas câimbras).
- O ganho de peso acontece de forma bem saudável, pois a gestante, ao verificar os quilos a mais, percebe que grande parte desse aumento é de massa magra (músculo).

- Recuperação mais rápida no pós-parto.
- Na água, é possível realizar um trabalho global: abdômen, ombros e pernas.

Também é importante lembrar que a água age como sobrecarga. Ao realizar os exercícios, é possível massagear e trabalhar todos os músculos sem tencionar o corpo, algo que fora da água poderia causar muito desconforto, deixando o corpo dolorido. Além de todos os benefícios já citados, a hidroginástica estimula a coordenação motora e visual. Também o convívio e a interação com outras gestantes fazem com que a mulher perceba a gravidez com mais naturalidade, e que os enjoos e momentos mais difíceis são comuns e não um caso isolado. O momento da atividade deve ser prazeroso; só assim é possível liberar serotonina, hormônio do bom-humor, que é fundamental para manter o equilíbrio e garantir um pós-parto longe da depressão. Estar na água é estar mais perto do bebê.

O pai também pode entrar na piscina

Entrosar o pai também é muito bom. A mãe está o tempo todo sentindo o bebê e, de acordo com as alterações hormonais, tem constantes mudanças de humor. Essas reações, muitas vezes, são incompreensíveis na opinião do pai. Nada mais natural e benéfico para todos que procurar integrá-lo nas atividades.

A escolha do local

Conhecer bem o profissional que conduzirá as aulas e o local em que elas acontecerão é fundamental na escolha da academia ou do centro esportivo. Visitar o local e conversar com o professor é etapa obrigatória. Procure conhecer sua formação; ele precisa ser professor de educação física e ter experiência com gestantes, e precisa estar muito atento à grávida, sempre alertando-a sobre alguns exercícios que devem ser feitos com menos intensidade. Se na academia não houver relógio ou aparelho que possa controlar a frequência cardíaca, a gestante deverá fazê-lo com a ajuda do professor. Lembre-se: o batimento cardíaco não deverá ultrapassar em média a marca das 140 batidas por minutos e nem estar inferior a 80.

A escolha do local também deve passar por uma criteriosa avaliação: procure saber se a água está sendo corretamente tratada e se há uma empresa que faz o controle de qualidade. Observe a higiene e a limpeza no vestiário. Para a gestante, espaço é vital; por isso, veja se há espaço no vestiário e na piscina. Para que ela se sinta confortável, é necessário que haja dois metros quadrados, assim poderá praticar os movimentos com maior segurança.

Recomendações à grávida antes de qualquer exercício

Uma série de recomendações e precauções deve ser considerada para uma prática segura da atividade física. Deve-se evitar exagero no ritmo e na intensidade, pois o cansaço em excesso pode prejudicar a gestação. É preciso fazer sempre exercícios de aquecimento e de esfriamento (no final da prática), pelo menos durante dez minutos antes e depois de praticar os exercícios. É importante ingerir líquidos e se alimentar adequadamente antes e depois dos exercícios, sempre com bom-senso. Se a atividade física for realizada pela manhã, prepare um desjejum de acordo com a dieta que vem sendo seguida. Após o almoço, é preciso dar um tempo de até três horas antes dos exercícios, pois a digestão é mais lenta na gravidez.

A grávida deve exercitar-se regularmente, de três a cinco vezes por semana, evitando movimentos de balanço. Os exercícios devem ser feitos sobre uma superfície macia, que não ofereça impacto ou choque aos pés e articulações. Cuide para que os quadris e as pernas fiquem acima do nível do peito, evitando que o fluxo do sangue seja conduzido muito bruscamente para a cabeça. A frequência cardíaca deve ser monitorada durante o tempo todo, e deve permanecer entre 50 e 70% da frequência cardíaca máxima. Ao levantar-se do chão, fazê-lo suavemente para evitar a hipotensão (queda brusca da tensão arterial). Cuidado com as mudanças abruptas de direção dos exercícios, que podem ocasionar lesões e tonturas.

A grávida deve ficar atenta a qualquer sinal de desidratação e mal-estar físico e deve respeitar as limitações da gravidez durante as atividades. Ficar atenta também aos sinais de cansaço: ao ficar ofegante, procurar diminuir o ritmo. A prescrição de exercícios deve ser feita individualmente, considerando itens como idade, forma física e estado de saúde da mulher. Por melhor condicionada que esteja um mulher, vale lembrar que nenhuma gestante tem condições de alcançar o mesmo desempenho de uma mulher não grávida.

Atenção: A gestante deve parar imediatamente de se exercitar caso sinta dor de qualquer tipo, contrações uterinas, hemorragia vaginal, dificuldades respiratórias, vômitos, edema generalizado, perda de líquido amniótico, desmaios, tonturas, palpitações, taquicardia, distúrbios visuais, diminuição da atividade fetal. Ou seja, diante de qualquer indício de sofrimento fetal, a prática de atividades físicas deve ser interrompida imediatamente, e a gestante deve procurar o médico com urgência.

CAPÍTULO 6

Gravidez e sexo

Algumas mulheres, e também alguns homens, acreditam equivocadamente que gestação não combina com desejo sexual, e alimentam a crença de que mulheres grávidas não são atraentes. Também, há sempre certa preocupação quanto ao bebê, ou seja, alguns casais se questionam se a relação sexual pode prejudicar ou machucar o feto. O fato é que, a princípio, toda mulher grávida não tem qualquer restrição para continuar a praticar atividades sexuais normalmente, inclusive a penetração. A medicina diz, do ponto de vista físico, que a gestante é totalmente apta a fazer sexo, exceto nos casos em que a gravidez é considerada de risco pelo médico, especialmente quando há sintomas como sangramento vaginal, dor, perda de líquido amniótico e, principalmente, contrações uterinas.

Questões como desejo, beleza e sensualidade devem ser repensadas. Podemos afirmar, com segurança, que muitos homens se sentem extremamente atraídos por suas mulheres grávidas, assim como muitas mulheres se sentem mais bonitas, femininas e sensuais quando experimentam a gestação. Claro que pode acontecer de, por conta das transformações físicas pelas quais passa a mulher ao longo desse tempo, sentir-se incomodada durante as relações sexuais, sem conseguir encontrar uma posição que lhe proporcione o prazer que ela experimentava antes de engravidar.

Para que essa parte tão importante na vida das pessoas possa ser vivenciada sem maiores dúvidas, selecionei algumas situações e questões frequentes, para esclarecer homens e mulheres quanto a lidar com cada uma delas. Desse modo, além de visar a maior liberdade e intimidade do casal, pretendemos reforçar, acima de tudo, a ideia de que o diálogo é extremamente poderoso e indicado para qualquer dúvida ou constrangimento que possa surgir durante esse período. Sabemos que, independentemente da qualidade das relações sexuais, a gravidez já é, por si só, uma fase de intensas transformações. Então, para que complicar algo que pode ser justamente a fonte de sintonia e satisfação do casal?

Gravidez de risco

Quando uma mulher vivencia uma gravidez de risco, certamente será proibida por seu médico de fazer todo e qualquer tipo de esforço físico, e isso inclui o ato sexual. Também nos casos de mulheres que já têm histórico de aborto espontâneo (aborto provocado está fora desse caso), é muito provável que o médico recomende repouso numa nova gravidez. Isso acontece para que se possa evitar, desde o início da gestação, qualquer problema que venha a resultar num novo aborto. Se analisarmos somente o ato sexual em si, nem mesmo nesse caso ele seria uma ameaça para a futura mamãe, mas a questão é que, se é proibido fazer qualquer esforço físico, convenhamos: é impossível fazer sexo sem se movimentar e sem fazer nenhum esforço.

Novas emoções, novos sentimentos

Tanto os homens quanto as mulheres, ao se verem diante das muitas mudanças que ocorrem durante a gestação, sejam de âmbito emocional e psicológico ou, principalmente, físico (aparência), têm reações particulares, individuais, que correspondem às suas crenças e valores sobre a questão. Nesse momento, o melhor que o casal tem a fazer é conversar muito e, em última instância, tentar respeitar os sentimentos e as atitudes do outro. A ideia, no entanto, é chegar a um consenso, a uma situação em que os dois se sintam razoavelmente tranquilos e satisfeitos.

Questões referentes à moral e à religião

Há quem acredite, baseando-se em suas crenças morais, que manter relações sexuais durante a gravidez é uma escolha errada, um ato condenável. Esse conceito pode ser somente do homem ou da mulher, ou pode ser do casal. Por não se tratar de uma questão médica e sim moral, e considerando que a moral de cada um pertence a um universo extremamente pessoal, caberá ao casal – e somente a ele – decidir o que fazer nesse caso. Se a opinião for somente do homem ou somente da mulher, o melhor é que eles conversem sobre o assunto e tentem chegar à melhor decisão para a vida em harmonia, que é tão importante nesse período da vida dos dois.

Mulheres que sentem desconfortos físicos

As primeiras semanas, assim como as últimas de uma gestação, são bastante delicadas para o corpo da mãe. No começo, geralmente ela sente enjoos, náuseas, dores nas mamas e um estranhamento do organismo por causa de todas as mudanças que estão ocorrendo, e às quais o corpo talvez não tenha se adaptado ainda. Nas últimas semanas, por conta da barriga estar bem maior que antes, várias reações e alterações físicas podem surgir. Os pés e as pernas tendem a ficar inchados, especialmente no final do dia, a movimentação da mulher é mais lenta, a respiração torna-se mais difícil (por causa do útero apertando os pulmões), e o cansaço vem mais rápido.

Também nas últimas semanas, a mulher pode começar a sentir contrações no útero, e isso pode fazer com que, provavelmente, ela perca o interesse por sexo, afinal, é difícil pensar em prazer quando está se sentindo dores ou desconfortos físicos. Estes, entre outros, são sinais de que o bebê está para chegar. Por causa de todos esses detalhes próprios do período, é provável que a libido da mulher fique alterada ou, ainda que sinta desejo, talvez seja um tanto quanto desconfortável fazer sexo. Cabe a ela conversar com seu parceiro para que, juntos, possam encontrar uma posição confortável ou adequar o sexo ao que for possível. Nos meses intermediários, o corpo geralmente já se adaptou ao bebezinho e o casal pode descobrir posições bem tranquilas e prazerosas para namorar e fazer sexo.

Homens que se sentem excitados com mulheres grávidas

Existem homens que se sentem fortemente atraídos por mulheres grávidas. O estado de gravidez pode provocar neles fortes sensações de prazer, sem que haja uma explicação lógica ou científica para esse aumento do apetite sexual. Trata-se, sobretudo, das preferências particulares, dos desejos individuais, e do modo como cada um olha e interpreta o que vê. E, dependendo da intensidade desse desejo, pode, inclusive, tratar-se de um fetiche. Eis a mágica e complexa natureza humana e seus instintos!

Por outro lado, é relativamente comum ouvirmos casos de mulheres grávidas que sentem maior desejo sexual que antes. Esse aumento do apetite sexual pode ser explicado pelo aumento de hormônios em ação no seu corpo, que resulta numa facilidade de lubrificação vaginal e, consequentemente, no favorecimento para que ela se sinta excitada sexualmente. No entanto, não são tão comuns os casos de aumento de desejo sexual nos homens diante de mulheres grávidas. Ainda assim, eles existem e, em se tratando de manifestações crônicas ou incontroláveis, devem ser tratadas. Pode até ser um desvio de comportamento. Se para a mulher, todas essas manifestações forem bem-vindas de imediato, tudo bem. Caso contrário, vale aí uma boa conversa sobre o assunto, ocasião em que o casal poderá expor seus sentimentos e, se for de comum acordo, tirar proveito da situação e descobrir sensações incríveis na relação sexual durante a gravidez.

Homens que se afastam de grávidas

Diferentemente da situação relatada anteriormente, existem casos em que, quando a mulher conta para o companheiro sobre sua gravidez, ele começa a se afastar fisicamente dela, ou melhor, começa a evitá-la sexualmente. Quando isso acontece, certamente a mulher percebe a mudança de comportamento. Algumas podem tentar fingir que não perceberam, até por não saberem como lidar com a situação. Outras, no entanto, se mostrarão profundamente chateadas e até bravas com seus pares. Porém, tanto num caso como no outro, o ideal é que a conversa seja amigável e com o intuito de encontrar a melhor maneira de cuidar da intimidade e do carinho que sentem um pelo outro.

Os motivos para esse afastamento são, em geral, dois: medo de machucar a mãe e o feto e diminuição do desejo sexual. Alguns homens acreditam que a mulher grávida se torna muito frágil, tanto física como psicologicamente, e se sentem na obrigação de protegê-la e poupá-la do ato sexual, como se fosse uma agressão fazer sexo com ela. O problema é que muitos homens tomam essa decisão sozinhos, sem consultar a mulher sobre as verdadeiras condições físicas e psicológicas dela e, o que é pior, não se abrem para conversar sobre o assunto com ela, que é a outra parte interessada nas decisões. Existem casos de homens que chegam a se julgar verdadeiros cafajestes e egoístas por apenas sentirem desejo sexual ou sucumbirem a ele e transarem com suas mulheres grávidas; mas isso é uma ideia sem fundamento e que deve ser esclarecida para que ele possa compreender que o sexo pode ser muito bom durante a gravidez quando os dois desejam isso.

Em outros casos, existem homens que perdem o desejo sexual por suas mulheres quando a barriga delas começa a crescer, e o corpo a se modificar. O rosto, as pernas e os seios aumentam de tamanho, e essas mudanças, para esses homens, são desestimulantes sexuais. Como a maioria deles se sente culpado por esse sentimento, resolve se afastar da mulher e inventar desculpas para não fazer sexo. É compreensível supor que essas mulheres se sentiriam muito magoadas se ouvissem a verdade do parceiro, mas é preciso entender e respeitar os desejos do outro, ainda que isso realmente seja desagradável.

Uma boa conversa carinhosa, tentando se colocar no lugar do outro para entender que esse sentimento temporário nada tem a ver com o amor que nutre a relação, pode amenizar essa situação e diminuir a distância física entre o casal durante esse período que tem data para acabar. Por fim, se a situação ficar mesmo bastante delicada por conta desse desencontro de desejos, vale um pedido de ajuda, seja ao médico dela, seja a um psicólogo ou terapeuta sexual, que pode orientar o casal sobre como lidar com a questão.

Mulheres que se sentem feias

Desconfortos físicos, corpo diferente, eventuais dores, enjoo ou azia são facilmente compreensíveis e até esperados durante uma gravidez; porém, nem todas as mulheres reagem do mesmo modo aos mesmos sintomas. Além disso, mesmo sem os sintomas clássicos, algumas delas podem se mostrar mais resistentes às mínimas mudanças. Nesses casos, vale lembrar que cada mulher é única, e sua história de vida é, certamente, também particular, remetendo-a a uma série de sentimentos que são só dela. Portanto, a intenção é, sobretudo, deixar claro que não cabe aqui qualquer julgamento de valor ou crítica às dificuldades que podem apresentar diante das mudanças pelas quais ela passa, e nem diante da possibilidade de não conseguirem conviver bem com elas.

Da mesma forma, geralmente as mulheres mais resistentes passam a se sentir estranhas, feias e "gordas", ou com uma estética ou aparência que as desagrada profundamente; por isso, concluem que o parceiro está sentindo a mesma coisa, sem mesmo ter conversado com ele sobre o assunto. Talvez, o simples fato de o parceiro não ter feito nenhum elogio ou carinho em sua barriga sejam motivos suficientes para que ela passe a ter ainda mais certeza de suas desconfianças. Resultado: ela se afasta dele e evita ficar nua quando ele está por perto. Muitas vezes, essa situação se prolonga por toda a gravidez sem que os dois se permitam falar para esclarecer os sentimentos. E é bem provável que uma conversa franca e sincera, com o coração aberto, fosse suficiente para que ambos compreendessem que a mulher só quer se sentir acolhida, e que o homem só precisa de um espaço para se aproximar. O diálogo é sempre a melhor maneira de chegar a um acordo satisfatório.

Mulheres que se sentem mais sensuais

Definitivamente, a sensualidade pode fazer parte integral de uma gravidez. Algumas mulheres se sentem plenas e realizadas em sua sexualidade durante a gestação e isso as torna ainda mais bonitas e sensuais. De alguma forma, seja no modo de se vestir ou no modo com que se comportam, elas certamente conseguirão expressar seus desejos e demonstrar essa sensualidade. Todas essas sensações, expressões e sentimentos provavelmente serão muito favoráveis ao relacionamento entre a mãe e o bebê, pois a gestante vai se sentir muito bem carregando em seu ventre sua mais bela criação. Além do benefício à própria maternidade, é muito natural que a mulher se interesse mais pelo ato sexual e deixe isso bem claro no seu jeito de se aproximar do parceiro. Se o desejo for recíproco, ótimo! Se não for, uma boa conversa pode esclarecer a situação e até mudar o rumo da história, para que homem e mulher se sintam bem e à vontade ao lado um do outro.

Um período de novas descobertas

Se, por qualquer motivo, um casal decide não fazer sexo durante o período de gravidez, isso está longe de ser razão para que os parceiros se afastem. Muito pelo contrário, a penetração é somente um dos aspectos da relação sexual entre tantos outros que só servem para aproximar e criar maior intimidade e cumplicidade entre o casal. Carinho, carícias, atenção, beijos e muita conversa debaixo dos lençóis podem fazer uma diferença enorme durante esse período de grandes novidades e sensações para os dois. A mulher precisa se sentir protegida e o seu companheiro quer se sentir parte integrante da gravidez. E a melhor maneira de obter esses tão gostosos sentimentos é investindo em muita cumplicidade e, acima de tudo, sinceridade e diálogo. Pode não ser tão fácil, mas vale muito a pena.

CAPÍTULO 7

O primeiro trimestre da gravidez:

da 1ª à 12ª semana

O que acontece com a mãe

Os primeiros três meses de gestação (ou da 1ª a 12ª semanas) costumam ser os mais difíceis para a futura mamãe, já que são dias de adaptação, muitas novidades, emoções fortíssimas e, por vezes, bastante contraditórias. Tudo isso é absolutamente natural e até previsível, já que se descobrir grávida e vislumbrar um futuro totalmente novo, incluindo um novo ser, não é pouca coisa. Claro que, algumas décadas atrás, pelo fato de as mulheres terem uma quantidade muito maior de filhos, engravidar não era um evento tão impactante na vida delas como talvez seja nos dias atuais, mas se considerarmos as profundas transformações pelas quais o universo feminino vem passando durante esse período, fica fácil compreender a nova dimensão que esse acontecimento também ganhou.

Hoje, espera-se que uma gravidez seja fruto de um planejamento e de um desejo cultivado por tempo suficiente para que um casal se prepare devidamente para receber seu bebê. É uma escolha, muito mais do que já foi no passado. No entanto, sabemos que nem sempre é assim que acontece. Apesar dos inúmeros métodos contraceptivos e do fácil acesso às informações, muitas vezes uma gravidez acontece de modo inesperado, por diversos fatores. Nos Estados Unidos, por exemplo, mais da metade das gestações não são planejadas. Nesses casos, as dúvidas, a insegurança e as emoções poderão ser ainda mais conflitantes que nos casos em que houve planejamento. De todo modo, esse é um momento único. Não importa se é a primeira, segunda ou terceira gestação. Também não importa agora se ela foi planejada ou não. O fato é que ela é sempre única. Aspectos diferentes, momentos diferentes e sentimentos diferentes vêm à tona e precisam ser tratados com todo o cuidado.

Segundo a psicóloga Sâmara Jorge, temos a imagem de que a mãe deve ter apenas sentimentos bons e de aceitação em relação a seu bebê, mas é comum que, no início da gravidez, sentimentos ambíguos referentes à maternidade possam ocorrer. Isso não que dizer que a mãe não ame seu filho; ela apenas demonstra a intensidade dos sentimentos que a invadem enquanto ela espera um bebê. A terapeuta diz que são sentimentos de amor, medo, alegria, angústia e ansiedade pela espera, pela formação do bebê, pelo parto, pelas mudanças que ocorrerão na vida e pelas responsabilidades que chegam junto com um filho. Enfim, os primeiros meses, em geral, parecem ser um período de adaptação a uma nova consciência, a uma nova realidade, a um novo papel.

Este livro foi escrito justamente para que você se sinta acolhida, compreendida e tranquila, para que você saiba que todos os sentimentos e todas as emoções são permitidos, ainda que algumas pessoas (ou até você mesma!) critiquem e julguem aquelas que parecem inadequadas perante suas crenças e seus paradigmas. Ou seja, medo, pensamentos de rejeição, tristeza, confusão seguida de alegria, querer e não querer ao mesmo tempo, enfim, sentimentos que se mostram contraditórios e socialmente inaceitáveis podem surgir e não há problema nenhum. Nenhum mesmo! Está tudo certo! O ser humano é assim: complexo, profundo e dentro dele cabem todas as possibilidades. Em vez de se criticar ou absorver julgamentos alheios, apenas tente relaxar e deixar a gestação acontecer, deixar a vida fluir, confiar na sabedoria da natureza e, se for o caso, se realmente se sentir angustiada demais, não hesite em buscar ajuda. Sua gravidez pode ser gostosa, sem estresse e com muitas alegrias. Tudo isso só fará bem a você, ao bebê e a todos que estiverem por perto. Portanto, não se conforme com os incômodos e busque apenas o que possa fazê-la sentir-se melhor, muito melhor!

Profundas transformações

São muitas as alterações que a gestação provoca no corpo da mãe durante todo o primeiro trimestre. Afinal, se considerarmos que durante esse tempo o bebê já será um ser praticamente formado – embora ainda imaturo – podemos prever que o corpo da mãe experimenta inúmeras novas sensações. Algumas são certamente muito agradáveis e gostosas, mas outras nem tanto, já que o corpo reage a esse seu novo morador, e precisa se adaptar a ele.

Além das alterações físicas, que se tornarão cada dia mais nítidas e evidentes, ocorrem alterações emocionais e psicológicas. Enquanto todo o seu corpo se transforma para gerar uma nova vida, a grávida percorre caminhos nunca antes experimentados, ainda que não seja sua primeira gravidez. De acordo com a psicóloga Sâmara Jorge, é nos primeiros meses que a mulher costuma ter maior necessidade de sono e recolhimento, talvez para que possa ficar mais em contato com a gravidez e com todas as mudanças que estão ocorrendo dentro de si. Nesses meses, a mulher costuma tomar consciência de que está deixando de ser filha para se tornar mãe, e esse pode ser um momento muito especial para seu crescimento, se puder ser vivido em toda a sua intensidade e profundidade. A gestação é também resultado do momento que a mulher está vivendo, considerando todas as áreas de sua vida, incluindo a afetiva, a financeira, a social, a familiar, a espiritual, entre outras. Tudo isso vai influenciar no modo como ela lida com cada fase da gestação.

Alterações hormonais e emocionais

Durante a gravidez, muitos hormônios entram em ação. São eles os responsáveis também pelas alterações emocionais. A gestação afeta praticamente todos os hormônios do organismo. O principal hormônio produzido pela placenta, a gonadotrofina coriônica humana, impede que os ovários liberem óvulos e estimula-os a produzir continuamente altos níveis de estrogênio e progesterona, necessários para a manutenção da gravidez. Também é papel da placenta produzir um hormônio que torna a glândula tireoide mais ativa. A maior atividade dessa glândula frequentemente produz aumento da frequência cardíaca, percepção dos batimentos cardíacos (palpitações), sudorese excessiva e alterações do humor. A tireoide pode aumentar de volume, porém, o hipertireoidismo, no qual a tireoide realmente é hiperativa, ocorre em menos de 1% das gestações. Outro hormônio produzido é o estimulador dos melanócitos, que provoca escurecimento da pele e pode produzir um hormônio que aumenta a concentração dos hormônios adrenais no sangue. Esse aumento provavelmente é o responsável pelas estrias róseas que algumas vezes aparecem no abdômen.

Durante a gestação, a necessidade de insulina aumenta, e ela será produzida pelo pâncreas. Isso significa que, numa gestante diabética, a doença pode piorar. Além disso, o diabetes pode ser iniciado durante a gravidez, o que chamamos de diabete gestacional. Os hormônios mais característicos da gestação são a progesterona e o estrogênio. Alguns estudos, inclusive, revelam que as mudanças significativas da quantidade desses hormônios sexuais durante a gestação podem influir enormemente na estabilidade emocional da grávida, mas os resultados desses estudos mostram que é impossível discriminar separadamente as complexas inter-relações entre fatores hormonais e psicológicos.

Aliados à ação dos hormônios estão outros fatores que contribuem para o desequilíbrio psicológico da gestante: o novo ritmo de vida, as mudanças físicas, orgânicas e estéticas começam a acontecer com agilidade, mas a assimilação psicológica muitas vezes não acontece no mesmo ritmo; portanto, é hora de paciência e compreensão, pois um humor instável pode vir por aí. Muitos sentimentos conflitantes surgem no início da gravidez, tanto em relação ao bebê, quanto em relação à vida pessoal da gestante. Dúvidas e medos quanto à capacidade de ser mãe, e insegurança quanto à aparência, sensualidade e estética podem comprometer bastante o senso de humor da mulher.

É comum perceber a grávida irritada, depressiva e extremamente crítica com ela mesma. Esses sentimentos, que até poderiam parecer exagerados em outra época, são completamente comuns nesse período. Há sempre uma oscilação entre desejar e não desejar o filho. Embora muitas mulheres nem se permitam aceitar seus conflitos, o fato é que todos os sentimentos fazem parte do ser humano e o melhor modo de lidar com eles é aceitá-los e deixá-los passar, sem resistir ou lutar contra eles. Esses conflitos podem ser melhor absorvidos se a gestante conseguir entender que até o seu próprio organismo é resistente a qualquer alteração de ritmo, inclusive o estabelecido durante a gestação. Por isso, é compreensível que seus sentimentos fiquem confusos e contraditórios. Muitas vezes, nem ela mesma consegue entender como pode estar tão bem num determinado momento e, logo depois, ter um verdadeiro ataque de choro. O primeiro desafio é aceitar que uma sensação não exclui ou invalida a outra. Desejar um filho (ou qualquer outra coisa importante) não impede o surgimento do medo e, consequentemente, da vontade de prorrogar ou desistir desse evento. Com o tempo, essa sensação contrária tende a se amenizar e a mulher conseguirá não se culpar por isso.

Alterações físicas

A primeira alteração que pode ser percebida pela mulher é a perda da cintura, por causa dos estímulos hormonais. As roupas começam a ficar mais justas. Isso não acontece exatamente por conta do embrião que, apesar de estar crescendo, ainda é muito pequeno. Além disso, nas primeiras semanas, ele ficará protegido numa espécie de bauzinho, que é a cavidade pélvica (quadris). No mais, muito pouco pode ser observado a olho nu durante esse período, já que sua barriga ainda não cresceu quase nada e a gestação é praticamente imperceptível. Isso não quer dizer que a gestante não vá sentir nada; ela vai. As alterações ininterruptas que estão acontecendo dentro dela pedem cuidados especiais.

Enjoos e vômitos

Muitas novas sensações físicas serão sentidas, a começar pelo famoso enjoo, por exemplo, que inclusive é um sintoma característico caso a mulher demore a descobrir que está grávida. O enjoo é resultado do aumento de hormônios, principalmente progesterona, na circulação sanguínea. Esse hormônio é importante para a manutenção da gravidez, e portanto, esse enjoo, apesar de desagradável, é um bom sinal. No primeiro trimestre, os enjoos são comuns. Cerca de 75% das grávidas passam por esse desconforto. Na maioria das vezes, as náuseas e vômitos são leves, ocorrendo no início da manhã. Em geral, os enjoos não costumam se alongar mais que oito semanas de gravidez e raramente exigem a prescrição de medicamentos. Algumas atitudes podem amenizar ou até interromper esses sintomas:

- De modo geral, procure se alimentar várias vezes ao dia, com intervalos de, no máximo, três horas.
- Se ficar com fome, pode consumir pequenos pedaços de queijo parmesão.
- Deixe sempre na cabeceira da cama três bolachas crocantes (tipo cream cracker) num recipiente bem fechado. Ao acordar, coma-as sem levantar a cabeça e continue deitada por mais de dez minutos.
- Prefira os alimentos de que mais gosta.
- O gengibre também é indicado para amenizar a sensação de enjoo.
- Se sentir enjoos ao escovar os dentes pela manhã, é melhor adiar para mais tarde. Limite-se somente a enxaguar a boca e, quando seu estômago estiver melhor, escove os dentes.
- No café da manhã, coma uma torrada com geleia, mel ou marmelada com uma xícara de café.
- No meio da manhã, coma bolachas, bolo ou torrada com um copo de leite ou uma xícara de chocolate.
- No almoço, prefira alimentos leves, ou seja, de fácil digestão, como um caldo ou uma sopa acompanhada de bolacha ou torradas, arroz ou batata assada, uma salada com molho sem óleo, e um pãozinho ou fatia de torrada.
- No meio da tarde, coma bolachas, pão tipo sueco ou torrada com um copo de suco de frutas de sua preferência.

- No jantar, coma carne magra ou frutos do mar, verdura (as verde-escuras são melhores), batata assada, cozida ou em purê, salada, e de sobremesa pode até consumir uma pequena porção de sorvete ou qualquer outro doce que não cause enjoo, mais pão, torrada ou bolachas, como preferir.
- Antes de deitar-se, coma novamente bolachas, bolo ou torradas acompanhados de um copo de leite ou achocolatado.
- Procure consumir muitos líquidos, de preferência água. Para a maioria das grávidas, os líquidos gelados são mais tolerados. Outras não suportam água pura e preferem adicionar suco de limão ou de laranja.
- Os sorvetes de frutas são excelentes fontes de líquidos e podem ser ingeridos como complemento do lanche da tarde.
- Coma a cada duas ou três horas. Manter o estômago sempre "alimentado" ajuda a amenizar ou até evitar esses sintomas.
- Andar ao ar livre provavelmente fará sentir-se melhor.
- Procure se ocupar para não ficar focada no incômodo.

Há outros auxílios além da dieta recomendada, como medicamentos e leves sedativos, mas cuidado: não tome providência alguma sem consultar seu médico. A dificuldade com a maioria dos medicamentos para náusea é que em algumas grávidas eles não fazem efeito.

Já está disponível no mercado um produto chamado Sea-Band, fabricado na Inglaterra, que consiste em duas fitas para serem colocadas nos pulsos com a finalidade de proporcionar alívio efetivo para todas as formas de enjoo, inclusive o causado pela gravidez. A ação do Sea-Band é exercida pela pressão sobre o ponto de acupressura existente em cada pulso (denominado ponto Nei-Kuan), e seu efeito já pode ser percebido dentro de poucos minutos. Não causa sonolência ou qualquer outro efeito secundário. O Sea-Band pode ser utilizado várias vezes e, igualmente, pelo tempo que for necessário. Pode ser lavado à mão com sabão ou um detergente suave. A utilização prolongada pode causar inchação das mãos; caso isso ocorra, as fitas devem ser retiradas.

Batimentos cardíacos

Durante a gravidez, em geral, o débito cardíaco (volume de sangue bombeado pelo coração a cada minuto) aumenta de 30 a 50%. O aumento começa em torno da 6ª semana e atinge um máximo entre a 16ª e a 28ª semana (geralmente em torno da 24ª semana). À medida que o débito cardíaco aumenta, a frequência cardíaca de repouso passa dos 70 batimentos por minuto normais para 80 ou 90 batimentos por minuto.

Funcionamento dos pulmões

O espaço ocupado pelo útero, que fica aumentado de tamanho, e o aumento da produção do hormônio progesterona alteram o funcionamento dos pulmões durante a gravidez, começando já nas primeiras semanas. A mulher grávida respira mais rápido e profundamente, pois ela necessita de mais oxigênio tanto para si mesma como para o feto. O diâmetro torácico da mulher aumenta discretamente.

Cansaço físico

O cansaço é comum, especialmente no primeiro trimestre e no final da gestação. Como há um novo ser crescendo dentro da mulher, seu metabolismo muda, sua energia está diferente, e as demandas da vida continuam as mesmas, o que faz com que o organismo se sinta sobrecarregado muitas vezes e advenha o cansaço.

Secreção vaginal

É comum a gestante apresentar um aumento de secreção vaginal, e é importante saber que esse corrimento considerado como fluxo vaginal normal não causa coceira, mau cheiro, ardência ou dor nas relações.

Candidíase e tricomoníase

A tricomoníase, uma infecção causada por um protozoário, e a candidíase, uma infecção causada por um fungo, são infecções vaginais comuns durante a gravidez e podem ser facilmente tratadas. Porém, essas situações não podem ser confundidas com a vaginose bacteriana, infecção causada por uma bactéria chamada *Gardnerella vaginalis*, e que tende a ser grave durante a gestação.

Excesso de saliva (sialorreia)

Muito comum no início da gestação, a indicação é seguir as mesmas orientações para enjoos e vômitos.

Fraquezas e desmaios

Podem acontecer após mudanças bruscas de posição e também quando a gestante ficar sem se alimentar. Por isso, é essencial não ficar em jejum por longos períodos. No caso de perceber esses sintomas, deite-se de lado, esquerdo preferencialmente, e respire calma e profundamente. Isso provavelmente vai fazer passar essa sensação de fraqueza e de que vai desmaiar. Lembre-se de que isso pode acontecer também em ambientes fechados, como supermercados, cinemas e teatros. Mesmo nesses casos, procure se deitar o mais rapidamente possível, porque, embora o desmaio em si não seja um acontecimento grave, a queda que ele provoca pode causar danos à mãe ou ao bebê.

Sinais de alerta

Procure seu médico e marque uma consulta o quanto antes, caso apresente alguns dos quadros abaixo:

- **Corrimento vaginal** - A vaginose bacteriana, uma infecção bacteriana, pode causar o trabalho de parto prematuro e, portanto, deve ser tratada imediatamente. Sendo assim, se você notar a presença de um corrimento com cheiro forte, cremoso, homogêneo e acinzentado, informe seu médico o mais rapidamente possível.
- **Infecção urinária** - O aumento do número de micções é comum na gestação, principalmente nos primeiros e nos últimos meses, já que ocorre significativo aumento do útero e consequente compressão da bexiga. Ou seja, esse sintoma por si só nada tem a ver com infecção urinária. No entanto, se tiver sintomas como ardência para urinar, dor, sangue na urina ou febre, é provável que algo esteja errado e você deve consultar seu médico o quanto antes.

Cigarro e álcool: vilões na gestação

Todos sabem dos malefícios que o cigarro e o álcool podem causar à saúde. Imagine então quando se trata de um organismo em formação, como é o do bebê, durante a gestação. Um feto exposto ao excesso de álcool consumido pela mãe durante a gravidez, por exemplo, pode sofrer uma série de desordens, conhecidas como "espectro de desordens causadas pela síndrome do alcoolismo fetal" (FAS). A síndrome do alcoolismo fetal é a principal causa (que pode ser prevenida) de retardamento mental e defeitos de nascença. Ou seja, a criança poderá apresentar problemas como dificuldade de aprendizado, memória, atenção, comunicação, visão e audição. Além disso, uma gestante que fuma apresenta maiores chances de ter seu bebê prematuramente, de ele ser pequeno com baixo peso, ou natimorto. Há indícios, inclusive, de um maior número de bebês que morrem durante o primeiro ano de vida por conta de problemas decorrentes de mães fumantes. Por tudo isso, nem seria preciso dizer que álcool e cigarro devem ser abolidos dos hábitos da futura mamãe, para o bem de todos.

Sintomas graves preocupantes

Procure seu médico imediatamente caso apresente qualquer um dos sintomas relacionados a seguir, pois são considerados de alta gravidade e podem prejudicar o bom andamento da gestação:

- Cefaleias (dores de cabeça) persistentes
- Distúrbios da visão
- Dor ou cólicas na região abdominal inferior
- Contrações do útero

- Sangramento vaginal
- Perda de líquido amniótico ("ruptura da bolsa")
- Edema (inchaço) das mãos ou dos pés
- Redução ou aumento da produção de urina
- Qualquer doença ou infecção, especialmente quando houver febre
- Corrimento vaginal forte
- Dor ou sensação de ardor ao urinar
- Vômitos frequentes
- Desmaios ou confusão mental

Quanto mais cedo for diagnosticada a causa desses sintomas, melhor será o prognóstico e menores serão os riscos de o feto sofrer algum problema ou até mesmo vir a ocorrer um aborto.

A fragilidade do primeiro trimestre

O primeiro trimestre pode ser considerado o mais frágil dos três trimestres da gestação, já que é quando acontece a formação de todos os órgãos do futuro bebê. Essa fragilidade também se deve ao fato de que um "ser estranho" estará se instalando no corpo da mulher e podem ocorrer reações tidas como naturais, isto é, uma rejeição ao aglomerado de células que terá se instalado no útero materno. Além disso, é o período em que ocorre a maioria das malformações, o que geralmente resulta nos chamados abortos espontâneos. Podemos ainda considerar que é o momento em que o embrião está mais vulnerável a qualquer efeito provocado por drogas ou vírus como, por exemplo, o causador da rubéola. Por essa razão, a mulher grávida não deve ser submetida a qualquer imunização (vacinação) ou medicação durante as primeiras 12 ou 13 semanas de gravidez, exceto quando eles são considerados essenciais para proteger sua saúde.

Recomendações especiais

Medicamentos: A gestante não deve tomar nenhum medicamento, inclusive os de venda livre, como aspirina ou analgésicos, sem antes consultar o médico, sobretudo durante os três primeiros meses.

Vitaminas, ferro e outros minerais: A demanda de vitaminas aumenta bastante durante a gravidez, para suprir as necessidades da mãe e do feto. Por isso, geralmente, a suplementação vitamínica é necessária, sobretudo para as mulheres anêmicas. A maioria dos médicos recomenda o uso diário de suplementos vitamínicos que contenham ácido fólico, ferro, vitamina C, cálcio e outros oligoelementos. Manter bons níveis de vitamina C no organismo diminui o risco de ruptura prematura de membranas (ruptura da "bolsa d´água" muito antes da hora). Em relação ao ácido fólico (vitamina B9), o limite superior de suplementação recomendado por diversas autoridades internacionais é de 1 mg ao dia. Não é aconselhável a ingestão de suplementos que contenham acima desse valor, exceto em mulheres com alto risco de apresentar defeitos de tubo neural do feto; nesses casos, são recomendadas doses entre 4 a 5 mg ao dia. Atualmente, existem compostos de polivitamínicos e poliminerais com apresentação em cápsulas "easy gels", mais fáceis de engolir e com aroma suave, que facilitam a ingestão diária e não pioram os enjoos. Os suplementos polivitamínicos mais indicados são os que contêm vitaminas e oligoelementos em dosagens fundamentadas na ingestão diária recomendada (IDR) para todas as fases de uma gestação plena.

Gestante com Rh negativo x pai com Rh positivo: Quando o sangue da mãe é Rh negativo, deve ser realizado um exame de sangue de detecção de anticorpos anti-Rh. Caso a mãe apresente esses anticorpos em seu sangue, e o feto gerado tiver sangue Rh positivo, esses anticorpos podem passar para a corrente sanguínea dele e destruir seus eritrócitos (glóbulos vermelhos, hemácias), acarretando icterícia e possível lesão cerebral ou morte do feto. Para evitar esses acontecimentos, o médico pode fazer algumas transfusões de sangue para o feto durante a gestação.

O desenvolvimento do bebê

Embora a gravidez tenha duração, em princípio, de cerca de 40 semanas, será já durante os primeiros três meses, ou 12 semanas aproximadamente, que o pequeno feto vai se formar. Com isso, é possível se ter uma ideia da quantidade de transformações pelas quais ele vai passar. De uma única célula que dá origem a essa nova vida, serão milhões delas ao final desse período. De um grama de peso, o feto passa a quase 20 gramas em apenas três meses. De um tamanho ínfimo, ele chega a medir mais de 12 centímetros. É uma verdadeira maratona de amadurecimento. Ao final do terceiro mês, ele já terá aspecto de um bebê. Para entender melhor todo o processo de crescimento, contamos as semanas de desenvolvimento do feto a partir da ovulação. Na verdade, a gravidez tem duas semanas a mais, já que essa contagem é feita a partir da data da última menstruação (que acontece via de regra duas semanas depois da ovulação), mas essa é uma convenção estabelecida e praticada mundialmente por todos os médicos.

Da 1ª à 4ª semana

O óvulo é fecundado pelo espermatozoideo e a fusão dessas duas células dá origem a uma célula única que passa a se chamar ovo. O ovo percorrerá a trompa em direção ao útero, no qual será implantado sobre o endométrio, e isso ocorre cerca de dez dias após a fecundação. Porém, até se fixar no endométrio, a multiplicação dessa primeira célula-ovo ou zigoto já começa, com a primeira divisão em duas células, cerca de 30 horas depois que ocorreu a fecundação. As duas células formadas continuam se dividindo, gerando células cada vez menores para formar o embrião, depois o feto, e depois o bebê. Até o final da 4ª semana, completa-se a chamada fase pré-embrionária. Do final da 4ª semana ao final da 7ª semana ocorre a fase embrionária. Da 8ª semana ao final da gravidez, que se completa entre 38 a 42 semanas, é a chamada fase fetal, e finalmente o bebê nasce. O crescimento e o desenvolvimento motor desse novo ser ocorrem sempre de cima para baixo e do centro do corpo para fora.

Fase pré-embrionária

Nessa fase pré-embrionária, o novo ser é um conjunto de células em trabalho constante, mas de forma irreconhecível. O zigoto vai se aninhar no corpo materno, e aí começa o intercâmbio entre células do ovo e da mãe para formar as estruturas de apoio, proteção e alimentação para seu desenvolvimento.

Com cerca de três a quatro dias, com um total de 12 a 16 células, o ovo ou zigoto sai da Trompa de Falópio (onde ocorreu a fecundação) e chega ao útero, que se preparou para recebê-lo, engrossando sua camada de endométrio. O zigoto já tem duas camadas de células diferenciadas: as de superfícies, menores, e de divisão mais rápida, e as internas, maiores, e de divisão mais lenta, que dão origem ao embrião. No quarto dia, já serão 64 células e essa divisão continua até que a célula original tenha se transformado nas 800 bilhões ou mais de células especializadas, que formam o corpo humano. Nessa fase, o líquido do útero já começa a interagir com essas células, para ajudar na evolução do ovo fecundado.

Depois de mais dois ou três dias, o ovo encosta, então, no endométrio (tecido que recobre as paredes internas do útero) e ali se aloja, "cavando" um ninho durante cerca de mais dois ou três dias. Por volta do oitavo dia, portanto, o ovo encontra-se parcialmente envolto pelo endométrio e em intensa troca com ele. Ações enzimáticas abrem glândulas que alimentam com proteínas e glicogênio. As células do ovo vão se diferenciando, formando o disco germinativo, assim chamado por sua forma oval. No nono dia, o ovo está completamente recoberto pelo endométrio e o buraquinho pelo qual ele entrou é fechado por um coágulo. Refugiado em seu ninho, ele segue suas intensas transformações.

Por volta do décimo ao 12º dia, as trocas com o organismo materno se acentuam. E por volta do 14º e 15º dias, a base de uma circulação placentária começa. A placenta é uma formação celular junto ao endométrio da mãe, responsável pela troca de nutrientes e oxigênio com o bebê, mas ela só estará formada no final do terceiro mês e se afirma definitivamente no quinto mês. A partir de então, uma cavidade cresce em volta do ovo e ele está preso aos tecidos junto ao corpo materno por um pedículo, que se transformará no cordão umbilical. Essa cavidade formada no endométrio se transformará em um "saco", todo preenchido por um líquido (que terá o nome de líquido amniótico), no qual o embrião se abrigará.

No final da terceira semana, o bebê continua a ter o aspecto de um disco oval, mas já apresenta algumas diferenciações. Ele tem uma região cefálica (na qual se formará o cérebro e a cabeça) e uma espécie de corda começa a dividi-lo, ligando essa região a outra chamada de caudal. Nessa fase, ele já tem uma placa que dará origem à boca, nariz, garganta, e uma membrana cloacal, que dará origem aos seus órgãos sexuais. Entre o 19º e 21º dias, é formado o esboço do coração, embora ele ainda tenha proporções milimétricas. No começo da quarta semana, o ovo já cresceu milhares de vezes, mas mesmo assim ele mede menos de 15 milímetros. O espaço à volta dele parece imenso, como um grande universo desconhecido. Na quarta semana, ele começa a abandonar sua forma de disco. O tubo neural se forma e ele se encurva, na posição característica da espécie humana e de outros vertebrados. A região do cérebro cresce primeiro, e ele vai ficando parecido com uma pera. É no decorrer dessa semana que os esboços dos principais órgãos aparecem. No final da quarta semana, ele entra no estágio de embrião, propriamente dito.

Desenvolvimento no primeiro mês

Como podemos ver, durante as quatro primeiras semanas de gestação, o crescimento do novo ser é mais rápido que em qualquer outra época da vida pré-natal ou pós-natal: o embrião atinge um tamanho dez mil vezes maior que o zigoto. Seu sangue já circula através de suas veias e artérias, e ele possui um coração minúsculo que bate 65 vezes por minuto. Embora ainda não seja possível determinar o sexo do pequeno embrião, ele já apresenta o que será seu encéfalo, rins, fígado e trato digestivo. Seu cordão umbilical, do qual dependerá para sobreviver, já está funcionando e, utilizando um microscópio, é possível ver as saliências na cabeça que se tornarão seus olhos, ouvidos, nariz e boca. Tudo isso em apenas um mês!

Da 5ª à 9ª semana

Fase embrionária

Do final da 4ª semana até o final da 7ª, ocorre a formação dos órgãos do futuro bebê. Durante essa fase também se diferenciam os componentes da estrutura da futura placenta. Na 5ª semana, a cabeça continua a se destacar do embrião, e ele já começa a ganhar uma aparência mais humana com o desenvolvimento de sua face. A divisão dos membros começa a se esboçar. Os primórdios do cérebro e do cerebelo aparecem, em conjunto com a formação dos nervos espinhais e craniais. Os centros cerebrais se diferenciam e o aparelho da visão progride com a formação de retina primitiva e do humor vítreo. Os brotos dos pulmões aparecem, com brônquios primários e secundários. Surge o baço, e o coração começa a ganhar suas divisões.

Na 6ª semana o embrião já tem 23 milímetros, sua face está praticamente pronta e os membros começam a aparecer. Estabelece-se o plano geral do sistema nervoso autônomo. As divisões do coração em ventrículos, válvulas, etc. se completam; os brotos pulmonares evoluem para oito divisões; o plano geral do sistema arterial se fixa; a membrana cloacal se divide, mostrando os primeiros traços dos órgãos genitais externos. Internamente, começa a diferenciação de ovários ou testículos. Estômago, fígado, intestino, bexiga e todos os demais órgãos completam sua formação.

Ao fim da 7ª semana, encerra-se o período embrionário. Apenas os sistemas respiratório e genital estão ainda subdesenvolvidos. Os demais são facilmente percebidos, e vários sistemas, como o cardiovascular, já exercem parte de suas funções. A evolução da futura placenta também continua. O embrião pesa em torno de dois a três gramas. Óvulos e testículos se diferenciam totalmente e a formação externa dos órgãos sexuais se acentua. Os componentes da hipófise se desenvolvem e aumenta a atividade do fígado. O pequeno ser já pode ser chamado de feto e, a partir de então, a diferenciação de órgãos deixa de ser o processo dominante. O crescimento dos órgãos passa a ser o mais importante.

Fase fetal

As células ósseas aparecem na oitava semana. Ao final da 9ª semana, o feto tem menos de 25 milímetros e pesa aproximadamente cinco gramas. Sua cabeça tem a metade do comprimento total do corpo. Os números são sempre aproximados, pois os tamanhos variam bastante de uma criança para outra.

Desenvolvimento no segundo mês

As partes faciais estão claramente desenvolvidas, apresentando o germe de língua e dentes. Os braços já têm mãos, dedos e polegar, e as pernas têm joelhos, tornozelos e artelhos. O feto já apresenta uma fina cobertura de pele, e mãos e pés já deixam impressões. Impulsos cerebrais coordenam o funcionamento dos sistemas orgânicos. Os órgãos sexuais estão em desenvolvimento e os batimentos cardíacos já são firmes e ritmados. O estômago produz sucos digestivos e o fígado, células sanguíneas. Os rins removem o ácido úrico do sangue. A pele já é suficientemente sensível para reagir à estimulação tátil, tanto que se um feto abortado de oito semanas é tocado, ele reage flexionando o tronco, estendendo a cabeça e movendo os braços para trás.

Da 10ª à 12ª semana

No período fetal, que seguirá até o final da gestação, seu comprimento, na 10ª semana varia de 30 a 42 milímetros e seu peso aproximado é de 7 gramas. Cerca de 250 mil novos neurônios são produzidos a cada minuto. O coração está pronto. Os olhos deslocam-se para a frente, e os dedos começam a separação. Na 11ª semana, a medida do feto pode variar e chegar até 60 milímetros e pesar 8 gramas. Seu cérebro cresce rapidamente. O intestino já é capaz de realizar movimentos peristálticos (pequenas contrações naturais). Nascem folículos de pelo sobre a pele, assim como as unhas. É possível observar estômago e bexiga.

O comprimento do feto na 12ª semana é de 61 milímetros e seu peso de 13 gramas. A face do bebê já tem aspecto humano. Os dedos das mãos e dos pés estão separados, e as unhas continuam crescendo. Ainda não é possível senti-lo, mas ele se movimenta bastante dentro do útero. A placenta agora é responsável por sua nutrição. A boca abre e fecha e pode sugar e engolir líquidos que o envolve. Seu corpo começa a produzir alguns hormônios. Durante esse período, talvez já seja possível ouvir os batimentos cardíacos do bebê com a ajuda de um estetoscópio, durante a consulta de pré-natal. O bebê pode chegar a 78 milímetros de comprimento e pesar mais de 20 gramas ao final da 13ª semana. O feto está completamente formado, cabeça e corpo estão ficando proporcionais. Engole líquido amniótico e o excreta como urina no próprio líquido que é renovado a cada três horas. Agora se inicia a fase de maturação dos órgãos.

Desenvolvimento no terceiro mês

Ao final do primeiro trimestre de vida, o pequeno feto já tem todos os seus órgãos e sistemas formados e o aspecto de um bebê, com rosto, braços, pernas, mãos, pés e dedinhos. Tudo igual, só que em dimensões bem pequenas. Daí em diante, ele apenas aumenta de tamanho e os órgãos amadurecem para suas funções. O pequeno feto dá "saltos monumentais" em sua evolução, aumentando, por exemplo, até 60 vezes entre a 10ª e a 20ª semanas, quando passa de cerca de 5 gramas para até 250 ou 300 gramas. O fígado vai atingir sua maturidade entre a 10ª e a 15ª semana, e entre o segundo e o terceiro mês, glândulas como o baço, os gânglios linfáticos e o timo já produzem todos os tipos de glóbulos sanguíneos. A série vermelha de seu sangue vai aumentando junto com seu crescimento. A partir da 11ª semana, ele já tem atividade intestinal.

CAPÍTULO 8

O segundo trimestre da gravidez:

da 13ª à 25ª semana

O que acontece com a mãe

Passados os primeiros três meses de gestação, a tendência é que os conflitos vivenciados pela futura mamãe sejam amenizados ou, no mínimo, não sejam tão impactantes como os experimentados até então. Essa é considerada a melhor fase da gestação, a intermediária em todos os sentidos, ou seja, a mais equilibrada, seja no que se refere às alterações físicas, seja as emocionais. A adaptação à grande novidade já está bastante adiantada, embora sentimentos dos mais variados e inconstantes possíveis ainda possam vir à tona, dependendo de como a mulher tem lidado com essa gestação e do apoio que tem recebido das pessoas ao seu redor. É importante ressaltar que ainda é compreensível que num dia a mamãe acorde cheia de disposição, alegria e otimismo e, no outro, possa acordar melancólica, irritadiça e desanimada. Basta considerarmos que seu corpo e seus hormônios (incluindo os novos próprios da gravidez) continuam em constantes transformações. A glândula tireoide, por exemplo, está maior por causa do aumento de hormônios, e isso provoca maior sensibilidade, irritação e choro fácil.

A boa notícia é que os relacionamentos mais próximos, seja com marido, com filhos ou com os familiares e amigos em geral também contribuem significativamente para seu estado de humor e disposição. Quanto mais afetuosos e atentos estiverem aqueles que a mãe ama, melhor ela se sentirá. O fato é que ela pode ficar angustiada, mas nada que boas doses diárias de atenção e carinho não consigam apaziguar. Embora seja importante ficar sempre atenta a qualquer sintoma inesperado, no segundo trimestre a fase crítica de malformações congênitas e, consequentemente, de risco de aborto espontâneo já passou. Isso proporciona à gestante maior segurança em relação ao bebê. No entanto, por outro lado, seu corpo está nitidamente maior e já se pode notar sua barriguinha crescendo semana a semana.

Para algumas mulheres, esse aumento de peso e a própria barriga em si podem trazer insegurança, especialmente no que diz respeito ao parceiro e ao que ele sente por ela como mulher. Em nossa cultura, ainda há uma crença muito forte de que as mulheres acima do peso são menos atraentes, mas a gravidez é um caso à parte. De qualquer maneira, durante o segundo trimestre, as relações sexuais estarão mais favorecidas, já que a barriga não está tão grande e a possível fragilidade inicial já perdeu espaço. Também é a partir desse momento que, por estar crescendo e tomando cada vez mais espaço dentro do útero, o bebê começará a se mexer a ponto de poder ser notado pela mãe. Em geral, essas mexidas causam grande alegria em todos da casa, já que evidenciam sua presença mais fortemente.

Alterações físicas

A gravidez nesse período é nítida e notória aos olhos de quem observa a mãe. Sua barriga cresce semana a semana. Seu peso tende a aumentar entre 5 e 7 quilos nos três meses seguintes e isso vai demandar alguns cuidados especiais. Por outro lado, os desagradáveis enjoos e vômitos finalmente chegam ao fim. A dor nos seios fica menos intensa e as alterações desse período são facilmente percebidas como menos "agressivas" que aquelas ocorridas durante os primeiros três meses.

A vontade de urinar aumenta, já que o crescimento do útero comprime a bexiga. A gestante deve restringir a ingestão de líquidos no final da tarde para diminuir o número de vezes que tem de levantar para urinar à noite. Por outro lado, a pressão arterial costuma ficar diminuída durante o segundo trimestre, mas tende a retornar ao seu ritmo normal no terceiro trimestre. O volume de sangue na circulação aumenta cerca de 50%, especialmente a partir desse período, para acompanhar o crescimento do bebê; já o número de eritrócitos, que transportam oxigênio para todo o corpo, aumenta entre 25 e 30%.

Constipação intestinal

À medida que a gestação progride, a pressão exercida pelo útero, que está mais volumoso, sobre o reto e a parte inferior do intestino pode causar constipação. A famosa "prisão de ventre" pode ficar agravada (no caso das mulheres que já sofriam desse mal) ou acometer algumas mulheres pela primeira vez durante a gravidez, porque as ondas automáticas de contrações musculares do intestino, que normalmente impulsionam os alimentos, tornam-se mais lentas pela alta concentração do hormônio da progesterona. Seguindo algumas orientações, é possível melhorar ou até se livrar desse problema com medidas simples: procure se exercitar (ginásticas de baixo impacto, caminhadas ou hidroginástica), beba água em abundância (pelo menos dois litros no decorrer do dia), coma cereais ricos em fibras no café da manhã, e substitua o pão francês pelo pão integral; nas outras refeições, abuse das saladas, legumes e verduras, coma frutas à noite, antes de dormir, especialmente ameixas, mamão, figo, tâmaras, uva-passa e damasco. Procure ir ao banheiro sempre no mesmo horário, de preferência após a primeira alimentação do dia. Esses são os melhores preventivos contra a prisão de ventre.

Gases e flatulência

A flatulência e a eructação (arrotos) também são comuns durante essa fase, possivelmente porque o alimento permanece no estômago por mais tempo, e também porque o esfíncter, um músculo em forma de anel localizado na extremidade inferior do esôfago, tende a relaxar, permitindo que o conteúdo do estômago reflua para o esôfago. O acúmulo de gases causa a distensão do estômago e do intestino, o que também causa uma sensação de inchaço. Por isso, evite comer alimentos produtores de gases como feijão, milho, cebola, repolho, frituras e doces.

Maior trabalho dos rins

Como o coração, os rins trabalham mais durante a gravidez. Eles filtram um maior volume de sangue, aproximadamente 30 a 50% a mais, atingindo seu trabalho máximo entre a 16ª e a 24ª semana, e também na semana imediatamente anterior ao parto, quando a pressão do útero aumentado de tamanho pode diminuir discretamente seu suprimento sanguíneo.

Pulmões congestionados

O revestimento do trato respiratório recebe mais sangue e pode se tornar um pouco congestionado. Algumas vezes, o nariz e a garganta tornam-se parcialmente obstruídos por causa dessa congestão, resultando na obstrução nasal temporária e na obstrução das tubas auditivas, os tubos que conectam o ouvido médio à parte posterior do nariz.

Azia e queimação

É bastante comum as gestantes reclamarem de uma sensação de queimação no estômago e, na maioria das vezes, seguida de arrotos com gosto amargo na boca. Mais conhecido como azia, esse incômodo acontece especialmente a partir do segundo trimestre da gestação. Isso ocorre por causa do refluxo de sucos ácidos do estômago para o esôfago, e também por causa da compressão e do deslocamento do estômago em função do útero que cresce, tornando a digestão mais vagarosa. Esse desconforto pode ser melhorado com uma dieta alimentar fracionada, ou seja, a gestante deve se alimentar a cada três horas, no máximo. Outras formas bastante eficientes de se evitar a azia são evitar o consumo de frituras, café, chá, pimenta, chimarrão, álcool e fumo, evitar deitar-se logo após as refeições, elevar a cabeceira da cama para dormir com a cabeça mais alta; mascar chicletes depois das refeições também ajuda em alguns casos. Por fim, a critério médico, e somente assim, a gestante poderá fazer uso de algum medicamento que amenize esse desconforto.

Dores nas mamas

As mamas aumentam de volume durante toda a gestação, o que frequentemente causa dor e maior sensibilidade. Uma boa maneira de evitar dores é a gestante usar um sutiã com boa sustentação. Caso haja suspeita de algum distúrbio, o médico poderá pedir um exame específico das mamas, o que geralmente descarta problemas mamários mais graves. Nesse período, a grávida já pode começar a preparar as mamas para a amamentação (veja mais no capítulo sobre amamentação).

Dores nas costas

Por causa do aumento de peso e também da atuação dos hormônios, durante a gestação as articulações ficam com maior mobilidade, o que frequentemente ocasiona dores nas costas, nos joelhos e nos tornozelos. Além disso, as gestantes tendem a manter uma postura que também provoca dores nas costas, já que forçam a coluna para trás a fim de sustentar o peso da barriga (aumento da lordose lombar - colocar a barriga para frente e o quadril para trás). O aumento excessivo de peso também aumenta a incidência de dores osteoarticulares. Para prevenir as dores na coluna, evite o aumento excessivo de peso durante toda a gestação, faça exercícios físicos (não impactantes) regularmente, mantenha uma postura adequada, especialmente na região das costas, que será bastante requisitada durante toda a gravidez, evite o uso de saltos altos e desconfortáveis. Para a prevenção de dor nas costas (lombalgia), o uso da cinta para gestante, vendida nas lojas de materiais ortopédicos, também pode ser recomendado, pois segura a parede abdominal evitando forçar a coluna lombar.

Hemorroidas

O crescimento do útero causa uma crescente pressão nas veias, fazendo com que as veias do ânus fiquem aumentadas. Fortes movimentos de pressão ao defecar podem provocar o inchaço das veias do canal do ânus, causando dor, sangramento e coceira. O melhor tratamento é a prevenção e vale seguir alguns cuidados. Se houver um leve sangramento retal indolor ou um inchaço, aplique um creme emoliente no ânus ao levantar, antes de dormir e a cada evacuação. Se isso não evitar o sangramento em 48 horas, informe seu médico.

Varizes

As varizes são comuns na gravidez e por motivos fisiológicos que não podem ser controlados. A tendência familiar por hereditariedade também contribui para seu aparecimento. Algumas medidas podem ser tornadas caso elas apareçam:

- Evite ficar muito tempo em pé.
- Ao sentar-se, procure apoiar os pés em um banco ou em almofadas, permitindo que o calcanhar fique no nível dos quadris.
- Fique o máximo possível deitada e com os pés elevados por almofadas ou qualquer outro objeto que seja confortável.
- Meias elásticas de compressão podem ser usadas antes, durante e depois da gravidez, como prevenção. Se você optar em usá-las, vista-as de manhã, antes de se levantar da cama (deixá-las na noite anterior próximas da cama).

Câimbras

Dores musculares na parte inferior das pernas (panturrilhas) e nos pés são um incômodo doloroso e comum na gravidez. Essas dores aparecem geralmente ao acordar pela manhã, quando se tem a sensação de haver uma bola dura na região da panturrilha. O melhor que se tem a fazer é massagear o local, dedilhando o músculo até que ele relaxe. Comer alimentos ricos em potássio, como banana, por exemplo, pode ajudar a prevenir ou amenizar o seu aparecimento.

Inchaços

É muito frequente a ocorrência de inchaços na gravidez por causa da retenção de líquidos pelo organismo. O aumento de um quarto do peso da gestante é atribuído a essa retenção. A tendência é que o líquido retido se aloje em partes pendentes do corpo, e as primeiras a serem atingidas são os pés e os tornozelos. Muitas grávidas reclamam do aparecimento desse inchaço no final do dia, sendo agravado em dias em que ficam muito tempo em pé e também nos dias mais quentes. Grávidas com esses sintomas devem elevar os pés sempre que possível e, de preferência, deitadas. No final da gravidez, a gestante pode usar uma numeração maior de sapato, o que vai proporcionar mais conforto e aliviar o inchaço. Imergir os pés em água fria ameniza a sensação de ardor. Colocar um banquinho para apoiar os pés embaixo da mesa de trabalho também é uma atitude que ajuda.

Vacinas

No segundo trimestre, a gestante deverá receber o reforço da vacina antitetânica. Antigamente conhecido como o "mal dos sete dias", já que a doença se manifesta já na primeira semana de vida, o tétano neonatal era causa de muitas mortes de recém-nascidos. A porta de entrada para a infecção é, na maioria dos casos, o coto umbilical da criança; por isso, é tão importante seguir as instruções do médico a fim de fazer a higiene correta no local. Além da antitetânica, as gestantes também devem receber a imunização contra difteria, sendo que as duas são administradas juntas. A imunização da gestante com a vacina dT (dupla tipo adulto contra difteria e tétano) faz parte do calendário nacional de vacinação do Ministério da Saúde.

Gestantes não vacinadas, ou que não sabem se receberam essa imunização, devem tomar três doses, com intervalos de dois meses entre cada uma. Para melhor proteção ao bebê, a terceira dose deve ser aplicada até duas semanas antes do parto. Recomenda-se evitar o primeiro trimestre de gestação já que, nessa fase, certos problemas que poderiam ocorrer independentemente da vacina aplicada podem ser confundidos com reações adversas. Nas grávidas que foram vacinadas há mais de cinco anos, recomenda-se uma dose de reforço para aumentar a quantidade de anticorpos. Esses anticorpos passam pela placenta e protegem o bebê contra as duas doenças. Recomenda-se que a vacinação ocorra após o primeiro trimestre de gestação, pelo mesmo motivo citado. Em situações de risco, outras vacinas também podem ser administradas em mulheres grávidas, de acordo com a indicação médica.

O ideal é que todas as mulheres sigam corretamente o calendário de vacinação, que deve estar completo antes de engravidarem. Dessa forma, evitarão riscos desnecessários. Antes de engravidar, é essencial que a mulher com idade entre 12 e 49 anos esteja vacinada contra a tríplice viral-SCR, contra sarampo, caxumba e rubéola. Esta última é particularmente grave quando atinge gestantes no primeiro trimestre de gravidez, pois o feto pode ser atingido pelo vírus e evoluir com a forma congênita da doença, apresentando sequelas irreversíveis tais como glaucoma, catarata, malformação cardíaca, retardo no crescimento, microencefalia, surdez, dentre outras. Mas vale lembrar que esta vacina *não pode* ser aplicada caso a mulher já esteja grávida.

O desenvolvimento do bebê

Considerando que o bebê já está praticamente formado ao final do primeiro trimestre, podemos afirmar com segurança que os próximos três meses são bem mais tranquilos, tanto para ele quanto para a mãe. A fase mais crítica, quando podem ocorrer as malformações, já passou. Portanto, boa parte dos medos da mãe foi eliminada e agora ela pode curtir bem mais a barriga, as sensações e as alegrias dessa fase tão especial de sua vida. As alterações mais significativas durante esse período ficam por conta do desenvolvimento das sensações e do amadurecimento das habilidades dos órgãos principais do bebê, além de seu crescimento, que poderá ser percebido, já que a barriga da mãe vai crescer muito mais do que cresceu durante o primeiro trimestre.

Da 13ª à 16ª semana

Apesar de todos os órgãos já estarem formados até o final do primeiro trimestre, o bebê ainda não conseguiria sobreviver fora do útero da mãe. Ele precisa ganhar peso, tamanho e amadurecer suas funções. Até o quarto mês, ele ainda é bastante pequeno e, embora se mova bastante, a mãe não consegue perceber seus movimentos. Ele mede entre 10 e 13 centímetros e pesa cerca de 85 gramas. Sua pele ainda é tão fina que é possível enxergar seus vasos sanguíneos sob ela. Suas sobrancelhas e cílios começam a crescer e todo seu corpo é coberto de penugem. Ele já chupa os dedinhos polegares e, com as juntas dos braços e pernas já completas, ele se movimenta o tempo todo.

Seu coração bate quase duas vezes mais rápido que o da mãe e, por volta da 14ª semana, será facilmente ouvido pelo médico com a ajuda de um aparelho especial. Aliás, a primeira vez em que os pais ouvem as batidas do coração do bebê é, em geral, muito emocionante. Em torno da 16ª semana, o bebê já sabe engolir e passa a ter atividade gástrica. O resultado dessa atividade é o mecônio, uma massa viscosa, de tom esverdeado, que preenche seus intestinos. Se o pequeno passar por sofrimentos causados pela falta de nutrientes ou de oxigênio, por exemplo, tende a eliminar o mecônio no líquido amniótico. Por isso, a cor esverdeada do líquido amniótico é um fator de alerta observado pelos obstetras conforme se aproxima a hora do parto. Tranquilo que está na barriga da mamãe, o bebê alterna períodos de descanso e sono e períodos de brincadeiras e descobertas, levando a mão até a boca, sugando os dedos, dando cambalhotas e fazendo várias outras estripulias.

Da 17ª à 20ª semana

O bebê começa o quinto mês medindo cerca de 15 centímetros de comprimento e pesando em torno de 225 gramas. Cada vez mais, a mãe sente seus contornos encostarem-se às paredes de seu abdômen. Assim, a partir de então, perceberá com maior facilidade seus movimentos. Essa percepção crescente dos movimentos do bebê é conhecida como aceleração. Agora ele já tem cabelos e seus dentes começam a se desenvolver. Nesse momento, a mãe lhe fornece, por meio do sangue, uma dose de substâncias protetoras que o ajudarão a resistir a possíveis doenças nas primeiras semanas de vida. Com ouvidos atentos, ele reage a ruídos externos, e a mãe consegue sentir, inclusive, diferenças na intensidade de seus movimentos. Afinal, a essa altura, para se ter uma ideia de como ele cresceu, sua cabeça tem o mesmo tamanho que tinha seu corpo quando estava com 12 semanas, ou seja, cerca de seis centímetros.

Na 20ª semana, ele tem a metade do comprimento que terá ao final de uma gestação completa. No final do quinto mês, seu corpo começa a ser revestido por uma substância gordurosa, de tonalidade branca, chamada de verniz caseoso. Produzida pelas glândulas sebáceas, essa gordura vai aumentando conforme ele vai crescendo, já que ela ajuda no amadurecimento das células da pele. Algumas das células cutâneas se descamam e flutuam no líquido amniótico, servindo para exames que se destinam para definir a idade do feto, em caso de dúvida. No final do quinto mês, ele já alcançou os 25 centímetros e pesa entre 250 e 300 gramas.

Da 21ª à 25ª semana

Seu corpo está cada vez mais coberto por pelos finos e um cabelo mais grosso já cobre sua cabeça. De tão grande que está, a mãe já consegue perceber pequenos movimentos do bebê, como quando ele tosse ou soluça. E fica fácil entender o motivo de tamanha sensibilidade, já que ele terminou o primeiro trimestre do tamanho de uma pera e com cerca de 18 gramas, e agora chegará ao final desse mês com cerca de 33 centímetros e pesando 570 gramas. Mas, apesar de seus quase 600 gramas, ele ainda é considerado muito magro ao completar o segundo trimestre, já que não começou ainda a acumular gorduras. É nesse período que se formam as glândulas sudoríparas.

De tanto que se movimenta em curtos espaços de tempo durante o dia, sua soneca é extensa. Como um verdadeiro dorminhoco, ele passa entre 16 e 20 horas recuperando as energias. Até por isso, algumas mães reclamam que seus bebês se mexem pouco, mas é porque durante as 5 ou 6 horas em que se movimenta, tende a esgotar suas energias. Além disso, é enquanto ele dorme que seus sentidos se desenvolvem. As retinas e o paladar florescem. Ele passa a sentir os sabores e também pode ouvir os barulhos externos da barriga, mais especificamente a partir da 22ª semana. Ainda são sons sem definição, mas aos poucos ele vai percebendo os timbres das vozes que mais falam próximas à barriga da mamãe, e especialmente a dela.

É somente a partir do sexto mês de gravidez que o feto passa a ter ondas cerebrais diferentes das de um animal. E é também a partir de então que seu crescimento se torna extraordinário. Afinal, vai começar a etapa final da gestação e espera-se que ele passe dos três quilos até lá. Por fim, entre a 20ª e a 30ª semanas, esse pequeno ser quintuplica de tamanho, passando de 250 a 300 para 1.500 gramas. Caso nasça prematuramente, ou seja, antes das 36 semanas, é bem provável que consiga resistir e sobreviver sem problemas, mas possivelmente terá de receber cuidados especiais no hospital, durante alguns dias, em berçários sofisticados com incubadoras e outros aparelhos de controle.

CAPÍTULO 9

O terceiro trimestre da gravidez:

da 26ª à 40ª semana

O que acontece com a mãe

Na última fase da gravidez, a gestante pode voltar a experimentar sensações confusas, conflitos internos e medos mais intensos. A proximidade do parto e a chegada do bebê são os motivos principais para que sua ansiedade aumente e seus medos fiquem aflorados. Se, por um lado, a mãe está feliz e cheia de expectativas quanto a estar, finalmente, com seu filho nos braços, por outro sente-se insegura em relação ao parto, tem medo de sentir dor ou que haja alguma complicação; preocupa-se com a recuperação pós-parto e pode ficar apreensiva com tantas responsabilidades que chegam junto com o bebê.

Embora esses medos devam ser respeitados, até porque são compreensíveis, é preciso cuidar para não supervalorizá-los. O fato é que muitas dessas mudanças serão assimiladas naturalmente e sem maiores problemas; quanto às dúvidas em relação ao parto e à recuperação, uma conversa com o médico pode dar todas as respostas que desejar, até que se sinta tranquila e segura. Além disso, é bom que se aprenda a filtrar tudo o que se ouve. De repente, parece que todas as pessoas que têm algum comentário a fazer ou, pior que isso, algum conselho infalível sobre o que se deve ou não deve fazer em relação ao bebê ou à própria gestação. Lembre-se de que cada gestação é única e o que aconteceu com uma mulher pode não ter acontecido com outra e vice-versa. Ou ainda, mesmo que tenha acontecido, cada sensação ou interpretação pode ter sido completamente diferente da dela e estar tudo certo com as duas.

No mais, é hora de deixar tudo pronto para quando o novo membro da família chegar. Se ainda não completou o enxoval do bebê, trate de fazer isso o quanto antes, já que nunca se sabe se ele esperará até a data prevista pelo médico para dar o ar de sua graça. Até por isso, terminar de preparar o quarto, deixar as roupas prontas e também a mala que será levada para a maternidade são tarefas que já podem ser concluídas. Considerando todos esses detalhes a serem observados, o terceiro e último trimestre é considerado tão delicado quanto o primeiro. Se no início tudo era novidade, agora tudo é intensidade.

Dentro do útero, o ritmo também está bem mais acelerado. É nessa reta final que o bebê mais cresce: praticamente 50% do peso com que ele nascerá será ganho nessa fase. Assim, dá para imaginar que é quando a gestante também mais aumenta de peso e, consequentemente, várias alterações e incômodos físicos decorrem desses quilos extras. Inclusive, é a partir desse período que a grávida tende a ter o que chamamos de "andar de pato", já que procurará uma postura que melhor a ajude a suportar o peso extra da barriga, ao andar ou ficar parada. E por causa de toda essa aceleração externa e, principalmente, da interna, as consultas pré-natais acontecem, a partir do terceiro trimestre, com uma frequência cada vez maior. Primeiro, passam a ser quinzenais, depois, semanais. Por fim, nas últimas semanas, podem acontecer até duas vezes por semana, dependendo de como a gestante está se sentindo.

No último mês, podem ser feitos também os últimos exames, quando serão verificados detalhes como a oxigenação do bebê, o grau de atividade uterina, se houve ou está havendo perda de líquido amniótico, sangramento ou falta de movimento do bebê, qual a reação dele a contrações, entre outros pormenores. A gestante também é examinada, a fim de verificar se ela está hipertensa, se o ganho de peso está dentro do esperado ou ainda se perdeu peso. O objetivo é que o desenvolvimento do bebê e o bem-estar da mãe possam ser o mais harmoniosos e tranquilos possíveis, porque isso vai, certamente, facilitar o momento do parto.

E por falar neste momento tão esperado, é importante que toda a família esteja por perto, dando apoio emocional e permanecendo atenta às reações da gestante, para que possa acompanhá-la e ajudá-la na hora de ir para a maternidade. Nos últimos dias que antecedem a chegada do bebê, é importante que a grávida evite lugares barulhentos, e também procure praticar atividades leves, que não a estressem e que a mantenham num estado emocional tranquilo. Quanto mais descansada e calma a gestante estiver, melhor será o parto e a recuperação pós-parto.

Preparação das mamas para a amamentação

No último trimestre da gravidez, é indicado que a mãe prepare as mamas para que a amamentação aconteça de forma prazerosa e saudável, tanto para ela quanto para o bebê, e isso deve ser feito antes de o bebê nascer. Para isso, algumas atitudes simples podem deixar as mamas prontas para serem a fonte de alimento do filho que nascerá.

A primeira indicação é tomar sol nos seios, pois o sol fortalece a pele deixando-a mais resistente a cortes e rachaduras. Deve-se tomar sol sempre entre 8 e 10 horas e entre 16 e 18 horas, períodos em que os raios ultravioleta não causam lesões à pele. Outra indicação é massagear a região das aréolas com bucha vegetal ou uma tolha macia, friccionando-as suavemente com água fria ou morna. Essa massagem ajudará a "engrossar" e fortalecer a região delicada para que, quando o bebê começar a sugar, a pele não se rompa, causando rachaduras e, consequentemente, dores para a mãe.

Ao tomar banho ou limpar os mamilos, usar somente água na região das aréolas e bico dos seios, evitando cremes ou sabonetes hidratantes. Esses produtos amaciam a pele tornando-a mais fina, o que pode causar dor e rachaduras na hora de amamentar. Mulheres de pele clara têm mais chances de sofrer com rachaduras porque são peles mais finas. Indica-se cuidado redobrado nestes casos. Antes de dormir, pode-se esfregar limão nos mamilos. Ao acordar, retirar o limão e passar creme esfoliante. Isso também deixa os bicos dos seios mais resistentes.

Existem três bicos de seios "invertidos", ou seja, para dentro, ou planos. Esses tipos exigem massagem para que fiquem prontos para a amamentação. Para isso, procure apertar a aréola em direção ao bico (de dentro para fora) tentando esticá-lo delicadamente; puxe o bico com cuidado e dê pequenas e suaves torcidas para a esquerda e para a direita. Repita esse exercício de duas a três vezes ao dia e vá aumentando a frequência, até o final da gravidez.

Alterações físicas

Por causa do considerável aumento de peso num curto espaço de tempo, são os órgãos internos da gestante que mais sentirão as mudanças nesse período, embora elas também sejam facilmente percebidas externamente. Desde pequenas alterações, como o tom e a qualidade da voz, até dificuldade para respirar, inchaço e cansaço, são algumas das instabilidades pelas quais a grávida pode passar no último trimestre.

Funcionamento dos rins

A atividade renal aumenta nas mulheres grávidas, especialmente nos últimos meses. Quando ela se deita, a tendência é que sinta ainda mais vontade de urinar, principalmente quando deitada de lado. Nessa posição, a pressão feita pelo útero sobre as veias que transportam o sangue dos membros inferiores fica reduzida, o que melhora o fluxo sanguíneo, aumentando ainda mais a atividade renal. Poderíamos, então, sugerir que a grávida dormisse de barriga para cima; entretanto, essa posição não beneficia o retorno sanguíneo, o que terminaria resultando num maior inchaço das pernas, dos pés e das mãos. Portanto, a melhor posição para dormir – ou a menos incômoda – continua sendo o decúbito lateral esquerdo, ou melhor, sobre o lado esquerdo do corpo. Ainda por conta da pressão sobre a bexiga, pode haver perdas involuntárias de pequenas quantidades de urina sempre que tossir, correr, rir ou fizer algum esforço. A melhor prevenção, nesse caso, é urinar com maior frequência.

Ritmo cardíaco

No final da gestação, o útero recebe um quinto de todo o suprimento sanguíneo da mãe. Portanto, sua capacidade respiratória fica bastante comprometida. Ao fazer qualquer exercício físico ou ao se esforçar um pouco mais, seu débito e frequência cardíaca, assim como a frequência respiratória, aumentam bem mais que se não estivesse grávida. Caso haja uma crise respiratória provocada por esforço físico, o mais indicado é parar o que estiver fazendo e respirar lenta e profundamente. Mas, se isso acontecer repetidas vezes, converse com o médico, porque esse pode ser um sintoma de anemia ou problemas cardíacos maternos.

A tendência, após a 30ª semana, é que seu débito cardíaco diminua discretamente, já que o útero aumentado comprime as veias que levam o sangue dos membros inferiores de volta ao coração. Porém, ao entrar em trabalho de parto, o débito cardíaco aumenta mais de 30%. Após o parto, volta a diminuir rapidamente no início (para aproximadamente 15 a 25% acima do nível anterior à gravidez) e, em seguida, mais lentamente, até retornar ao normal, cerca de seis semanas após o parto. Essa instabilidade do débito cardíaco durante a gestação decorre, muito provavelmente, das alterações do suprimento sanguíneo ao útero. Tanto que, além disso, as radiografias e os eletrocardiogramas revelam várias alterações cardíacas e podem sugerir sopros cardíacos e, ocasionalmente, algumas irregularidades (arritmias) do ritmo cardíaco. Todas essas alterações são normais durante a gravidez, mas algumas arritmias cardíacas podem exigir tratamento. É por isso que é tão importante que a gestante vá às consultas pré-natais e conte ao seu médico, detalhadamente, como tem se sentido. Qualquer pequena alteração deve ser relatada para evitar problemas posteriores.

Hemorroidas

Muitas mulheres sofrem de constipação intestinal antes de engravidar e, quando grávidas, o problema tende a piorar. Por isso, o aparecimento de hemorroidas fica facilitado. Se já sofriam desse mal antes da gravidez, precisam cuidar para não piorar demais. Para manter o bom funcionamento do intestino, a grávida deve incluir em sua dieta diária alimentos ricos em fibras e ingerir entre dois e três litros de líquido. Caso contrário, as fezes poderão ficar muito endurecidas, causando sangramento e dores ao evacuar.

Edema nas pernas e pés

Principalmente nas últimas semanas da gravidez, é muito comum acontecer de as pernas e pés incharem. Isso acontece, em geral, por causa da retenção de líquidos, característica da gestação, mas é preciso verificar também se o edema não está relacionado com a perda de proteínas na urina e à pressão alta. Caso isso aconteça frequentemente, é indicado que a gestante não fique muito tempo em pé, parada, ou ainda sentada por longas horas, sem se movimentar. É importante que ela mexa as pernas de tempos em tempos, e, se conseguir, fazer breves caminhadas durante o dia ou deitar-se com as pernas para cima, acima do nível do coração.

Quando associado à elevação da pressão arterial ou do peso, o inchaço pode indicar sintoma de pré-eclâmpsia, doença própria da gravidez causada pela hipertensão em mulheres que não apresentavam este problema anteriormente. Nesses casos, é imprescindível o acompanhamento médico, já que a pré-eclâmpsia, quando não tratada adequadamente, pode trazer complicações como desaceleração do crescimento do bebê ou descolamento da placenta. O maior perigo para a mãe é o problema evoluir para eclâmpsia, doença que pode causar convulsão e colocar em risco a saúde da mãe e, consequentemente, a saúde do bebê.

Insônia e dificuldade de dormir

Muitas gestantes reclamam da dificuldade de dormir nas últimas semanas de gestação. Os motivos para esse incômodo podem ser vários, dependendo dos hábitos de cada mulher. Aquelas que sempre dormiam de bruços, por exemplo, podem levar um tempo até se acostumar com as novas posições que lhes restam: de barriga para cima ou de lado. Outra dica é usar travesseiros extras até a altura do ombro, o que elevará o tronco. Pela ação da gravidade, as vísceras e o útero se afastarão um pouco do diafragma, evitando que a gestante sinta falta de ar.

Além disso, é durante a noite que o bebê mais se exercita e essa movimentação termina atrapalhando o sono da mãe, fazendo com que ela fique sem dormir e, consequentemente, sonolenta durante o dia. Se o problema estiver incomodando demais, converse com seu médico e, se for o caso, ele indicará um relaxante ou qualquer outro medicamento adequado. O que não pode acontecer é de não conseguir dormir várias noites seguidas, porque isso resultará em irritação, estresse e até problemas mais graves.

Azia

A azia, desconforto muito comum entre as gestantes, é decorrente da pressão do útero sobre o estômago. Também por causa dessa pressão feita pelo útero, que fica cada dia maior para conseguir acomodar o bebê, mesmo que não coma em grande quantidade, a grávida tende a se sentir "empanturrada". Uma dica para que isso não aconteça é se alimentar mais vezes ao dia, mas sempre em pequenas quantidades. Além disso, evite frituras, temperos muito fortes e bebidas gasosas, que predispõem à azia.

Aumento do número de leucócitos

O número de glóbulos brancos (leucócitos) no sangue, responsáveis por combater as infecções, aumenta discretamente durante a gestação e de modo significativo durante o trabalho de parto e nos primeiros dias do pós-parto. Por conta disso, o organismo da mamãe fica mais fortalecido e protegido contra possíveis infecções que poderiam acontecer. É a natureza fazendo sua parte para prevenir problemas ocasionais.

Contrações e sinais de nascimento

É muito importante que você conheça os sinais que o corpo dá de que está chegando a hora do parto. Os principais sintomas são as famosas contrações, ou seja, dores fortes na região abdominal em intervalos regulares. Elas começam lentas e curtas e vão aumentando gradativamente. Você pode começar a sentir a barriga endurecer de repente, sem sentir dor, mas esse não é um sintoma de que o bebê já vai nascer. As contrações que sinalizam o início do trabalho de parto acontecem a cada dez minutos e vão aumentando. No início, a sensação de dor é fraca, mas tende a se tornar mais forte, permanecendo até 60 segundos.

As dores nas costas também indicam que o corpo está se preparando para o grande momento. Portanto, se você já teve partos anteriores que aconteceram rapidamente, o melhor é deixar seu médico avisado, para evitar emergências. Além disso, se julgar necessário, ele poderá realizar um exame pélvico para tentar saber quando o trabalho de parto será iniciado. Isso se dá por volta da 36ª semana. Câimbras são também comuns nesse período e podem ser sintoma de falta de cálcio e potássio. Quando for atacada por elas, massageie a parte do corpo afetada e faça alongamento do músculo. Após passar o incômodo, caminhe para estimular a circulação.

Por fim, relaxe, tente ficar o mais tranquila possível e confie na força e na sabedoria da natureza. Se você e seu médico mantiveram uma boa sintonia e fizeram um bom trabalho durante o pré-natal, certamente tudo vai acontecer na mais perfeita ordem e, em breve, seu filho estará em seus braços.

O desenvolvimento do bebê

Da 26ª à 40ª semana

Agora falta muito pouco para o bebê ficar pronto para nascer. Mais algumas semanas e ele já será capaz de sobreviver fora do útero da mãe. Por isso, muitos bebês prematuros, ou seja, que nascem antes de completar os nove meses ou, no mínimo, 36 semanas de gestação, desenvolvem-se muito bem e crescem absolutamente saudáveis. O último trimestre servirá para que ele, acima de tudo, ganhe peso (acumule gordura), amadureça os órgãos internos e cresça. Até por isso, a mãe também se sentirá mais pesada e grande do que nunca. Porém, ele ainda tem de completar seu desenvolvimento durante esse último trimestre.

As últimas semanas

Por volta da 27ª semana, o bebê ainda está magro, com pouca gordura subcutânea. Por isso, sua aparência é a de um "velhinho", com a pele toda enrugada. Nessa época, seus olhos começam a se abrir. Ele pesa em torno de um quilo e, embora precise ganhar peso, suas feições já são muito parecidas com a que ele terá ao nascer. Com 29 semanas aproximadamente, ele já tem o sistema nervoso central desenvolvido, o que o permite, inclusive, certo controle de regulação térmica corporal. A gordura está preenchendo seu corpo em função da multiplicação das células adiposas e a pele enrugada começa a ficar lisinha. Ele começa a treinar os movimentos respiratórios nesse período.

Cada dia é muito importante e ele muda o tempo todo. Por volta da 30ª semana, ele já começa a se virar, ou seja, a ficar de cabeça para baixo, na posição correta para nascer. O espaço é cada vez menor e ele se mexe menos, por conta disso. Embora já formado, seu sistema nervoso ainda tem alguns ajustes para fazer. A partir da 31ª semana, ele passa a ter mensagens cerebrais transmitidas por meio de impulsos elétricos. É esse mecanismo que garante que a criança se torne apta a fazer as sinapses, uma complexa rede de ligação entre os neurônios que será o motor do desenvolvimento intelectual dela em seus primeiros anos de vida. A essa altura, os núcleos de ossificação do fêmur (osso principal do corpo humano) já se formaram, indicando que o amadurecimento ósseo está adequado.

Por volta da 32ª semana, o útero começará a se preparar para o trabalho de parto. As contrações já poderão ser sentidas pela gestante. Na verdade, a sensação que ela tem é de um endurecimento da barriga por curtos períodos durante o dia. Esse é um sinal físico de que é hora de deixar tudo pronto, porque a chegada do bebê entrou em contagem regressiva. No início do último mês de gestação, o bebê pesa cerca de dois quilos. Suas unhas crescem nos dedos das mãos e dos pés. Seus cabelos já podem ter alguns centímetros de comprimento e seu corpo está envolto e protegido por uma substância chamada de vérnix caseosa. Ele está praticamente pronto. Seu organismo já executa quase todas as funções. Apenas fígado e pulmões não estão suficientemente maduros. O fígado ainda não produz algumas enzimas necessárias para eliminar do sangue determinados resíduos, e os alvéolos do pulmão estão preenchidos por uma substância gordurosa chamada surfactante, que os mantêm abertos e prontos para a troca de ar quando a criança nascer.

Na 36ª semana, ele pesa cerca de 2,5 quilos. Esse é o momento de ser realizado o exame chamado cardiotocografia anteparto ou monitoragem fetal. O objetivo é garantir o bem-estar do bebê nesses últimos dias de vida intrauterina. Com 37 semanas, ele deixa de ser considerado prematuro, caso venha a nascer naturalmente. Mas o ideal é que ele nasça somente ao completar as 40 semanas, já que ainda está ganhando massa corpórea numa média de 250 gramas por semana. Pode-se dizer que, a partir desse momento, o trabalho de parto já é iniciado. As contrações passam a ser frequentes, ainda que a mãe possa nem percebê-las. Podem acontecer, também, eventuais perdas de líquido amniótico.

Qualquer sintoma estranho ou dor inesperada devem ser imediatamente comunicados ao médico. Até por isso, as consultas pré-natais nesse período são essenciais. Muitas gestantes já apresentam até dilatação do colo uterino. Ao entrar no nono mês de gestação, o bebê já terá perdido a maior parte da lanugem, os pelos finos que protegiam seu corpo. Aquela substância que o protegia começa a se desprender, ficando apenas sobras nas dobras da pele. O bebê deve fazer cerca de dez movimentos por hora. Caso a gestante não o sinta, pode entrar em contato com seu médico para saber como proceder. Não deve esperar muito, já que essa falta de movimento pode indicar que o bebê entrou em sofrimento fetal. No final, ele terá, em média, aproximadamente 50 centímetros e pesará 3,2 quilos ao nascer.

Descolamento da placenta

Dificilmente acontece descolamento da placenta a essa altura. Sua implantação é praticamente definitiva. Entretanto, é bom continuar atenta aos sintomas, já que se trata de uma eventualidade grave. A placenta é um órgão vascular e transitório, formado juntamente com o embrião, e exerce um papel fundamental na gestação, já que viabiliza as trocas necessárias entre o bebê e a mãe, a fim de que ele se desenvolva satisfatoriamente. Pesando cerca de 500 gramas ao final da gestação, ela é expulsa naturalmente do corpo assim que o bebê nasce. Quando isso não acontece, é feita uma tentativa de indução. Se ainda assim não der certo, é feita uma curetagem uterina, ou seja, a placenta é retirada manualmente.

Quando acontece descolamento da placenta, é preciso receber cuidados médicos imediatamente, para evitar problemas tanto para a mãe quanto para o feto. Esse problema pode acontecer a partir da 20ª semana de gestação e está, em geral, relacionado a casos de grávidas hipertensas, fumantes, dependentes químicas ou que já tenham histórico de deslocamento. Pode acontecer ainda como decorrência de tombos ou acidentes de alto impacto. Os sintomas mais comuns, quando isso acontece, são sangramento vaginal e dor abdominal intensa. Em casos raros, pode acontecer hemorragia interna, mas a dor intensa continuará servindo como um aviso, devendo a gestante procurar ajuda imediatamente. Em alguns casos, o descolamento e o sangramento coincidem com o início do trabalho de parto, causando sofrimento fetal, dependendo do grau de descolamento.

Aparentemente, a idade da gestante não colabora para esse tipo de problema. O tratamento para casos leves começa com a internação da paciente seguida de administração endovenosa de líquidos e preparação para transfusão sanguínea, se necessário. A seguir, começa-se a monitorar o feto. A gestante deve permanecer deitada e descansando. A mortalidade de gestantes com descolamento de placenta é inferior a 0,5%. Entretanto, infelizmente, o feto não tem a mesma garantia, podendo ocorrer óbito em mais de 25% dos casos graves.

CAPÍTULO 10

O nascimento do bebê

Tipos de parto

Não existe um tipo de parto bom para todas as mulheres. Existem, diversos fatores envolvidos na decisão de qual tipo de parto será feito, e isso pode acontecer até no último segundo antes de o bebê nascer. Preparo psicológico e expectativas da mulher, do companheiro, da família, saúde materna e fetal e ambiente social são alguns dos fatores levados em consideração na decisão pelo tipo de parto. Para que essa decisão seja acertada, um bom pré-natal terá sido fundamental. Confiança e segurança são os sentimentos que devem existir entre você e seu médico e nada é melhor que uma boa conversa prévia.

Na realidade, cada parto é único, e, antes de acontecer, talvez não seja possível classificá-lo em um "tipo". Porém, em geral, segundo suas características, os partos geralmente podem ser classificados em:

- Parto normal (vaginal)
- Parto a fórceps
- Parto Leboyer
- Parto de cócoras

- Parto na água
- Parto natural
- Parto sem dor
- Parto humanizado
- Parto cesáreo ou cesariana

Essa separação por tipos de partos existe em decorrência do sistema obstétrico na história da ginecologia, principalmente do Brasil. Desde que o atendimento passou a ser hospitalar, feito exclusivamente pelos médicos, em macas horizontais, com as mulheres em posição ginecológica, a classificação ficou óbvia: ou é parto normal ou é cesariana. Nessa época, não havia alternativa. Se a mulher não conseguia dar à luz naturalmente nessas condições padronizadas, ia para a cesariana. Essas condições padronizadas sob as quais as mulheres deveriam tentar o "parto normal" eram: separação do companheiro ou qualquer acompanhante, salas de pré-parto coletivas sem qualquer privacidade, impossibilidade de livre movimentação, soro com hormônios para acelerar as contrações e portanto encurtar o trabalho de parto, período expulsivo com a mulher deitada de costas, pernas amarradas a suportes, comandos para fazer força, enfermeiras empurrando a barriga da mulher, entre outras situações que variavam de local para local. Ainda, em muitos hospitais do Brasil, essa ainda é a regra, infelizmente, indo contra todas as recomendações da Organização Mundial da Saúde.

Eventualmente, o parto ficava difícil e havia a aplicação do fórceps alto, um instrumento que consiste de um par de colheres metálicas, que buscam a cabeça do bebê no canal de parto para puxá-lo para fora. Essas experiências eram traumáticas para a mãe e, com frequência, lesavam irreversivelmente o bebê. Eram o "parto a fórceps" ou ainda "parto a ferro". Hoje em dia, isso não é mais feito, e os médicos agora usam o "fórceps de alívio", quando o bebê já está mais baixo no canal de parto, mas sua ocorrência é mais rara em partos de baixo risco. A partir da década de 1970, houve muitos movimentos pelo resgate do parto mais afetivo e familiar, sem tanta medicalização e com mais humanização. Na França, Leboyer foi um dos expoentes desses movimentos e defendeu o nascimento com pouca luz, silêncio, sem violência, com banho do bebê perto da mãe, amamentação precoce. Esses partos ficaram conhecidos por parto Leboyer.

Também na França, surgiram inovações como o parto na água, feito em banheiras especiais ou improvisadas. Nas maternidades europeias as banheiras são oferecidas às parturientes tanto para o alívio das dores do trabalho de parto, como para o parto em si. Estudos científicos comprovam que o uso da água quente no trabalho de parto é um excelente coadjuvante no combate à tensão e à dor. No Brasil, ainda poucas clínicas e médicos oferecem esse conforto às pacientes, infelizmente.

Também popularizou-se o parto de cócoras, inspirado no parto das indígenas, por ser rápido, cômodo para a mulher e saudável para o bebê, pois não se produz a compressão de importantes vasos sanguíneos, como acontece com a mulher deitada de costas. Desde os anos 1980, com a popularização das questões ecológicas, e com os movimentos de resgate de uma vida mais saudável, natural e espiritualizada, muitas mulheres passaram a optar pelo parto natural, sem intervenções e sem anestesia, e em casa, em muitos casos. O termo parto natural muitas vezes tem sido utilizado como sinônimo de parto vaginal, o que nem sempre é verdadeiro. Um parto vaginal com episiotomia, rompimento artificial da bolsa d'água, aceleração com soro, anestesia, raspagem dos pelos, entre outras intervenções, não pode ser classificado com o nome de parto natural, defendem muitas pessoas.

O termo parto sem dor tem várias conotações. Nos Estados Unidos, métodos de parto sem dor propõem uma espécie de treinamento às gestantes, baseado em técnicas respiratórias, de relaxamento, de concentração, etc. A ideia geral é que uma mulher bem preparada para o parto e bem acompanhada durante todo o processo tem muito menos dor que uma mulher assustada e tensa. No Brasil, esse tipo de parto é comumente confundido com parto sob anestesia. Obviamente a anestesia bloqueia a dor, mas também diminui as sensações das pernas e do assoalho pélvico, que são responsáveis pela força que a mulher faz na hora de empurrar o bebê para fora, o que causa o efeito indesejável da perda do controle sobre o processo do parto. Em muitos serviços médicos, a anestesia é aplicada no final do trabalho de parto, já no período expulsivo, de modo que o período de dilatação não se passa sob efeito das drogas anestésicas.

Atualmente, um novo termo tem sido utilizado: parto humanizado. Como não há definição formal, ele é usado em todo tipo de circunstância. Para o Ministério da Saúde, parto humanizado significa o direito que toda gestante tem de passar por pelo menos seis consultas de pré-natal e ter sua vaga garantida em um hospital na hora do parto. Para um grupo de médicos, significa permitir que o bebê fique sobre a barriga da mãe por alguns minutos após o parto, antes de ser levado para o berçário. Em alguns hospitais públicos, significa salas de partos individuais, a presença de um acompanhante, alojamento conjunto, incentivo à amamentação, entre outros benefícios.

O parto cesáreo ou cesariana é o tipo de parto cirúrgico e para fazê-lo deve haver motivos clínicos que o indiquem, como a desproporção do tamanho do bebê em relação à pelve da mãe, infecção de herpes, gestantes diabéticas, posição do bebê invertida e difícil, ou ainda se o trabalho de parto não estiver progredindo normalmente. Quando há opção pela cesárea, a mãe deixa de ser uma parturiente e passa a ser uma paciente cirúrgica. Os cuidados com assepsia e as complicações são maiores, por se tratar de uma cirurgia de grande porte, com mais riscos, naturalmente. A mulher recebe a anestesia peridural ou raquidiana ou raquidural (em alguns casos, a geral é necessária) e por isso não sente dor. O médico corta sete camadas até chegar ao útero por uma incisão de dez centímetros feita acima dos pelos púbicos. Ao alcançar o bebê, o médico o retira, remove a placenta e fecha o corte com pontos. A recuperação da mãe é bem mais lenta do que em qualquer outro tipo de parto. Ela sente dores e desconfortos, pois passou por uma cirurgia abdominal. Há maior risco de infecção materna e de o bebê ter problemas respiratórios. Atualmente, há no Brasil um abuso de partos cesáreos, muitas vezes feitos sem indicação, apenas para comodidade de médico e paciente. Há várias campanhas para que seja indicado apenas quando estritamente necessário.

A mãe depois do parto

Logo após o parto, as reações do corpo da mulher já se tornam bastante visíveis. Ela não deve se desesperar, pois as sensações desagradáveis tendem a passar logo. As primeiras sensações após o nascimento do bebê, embora sejam comuns entre a maioria das mulheres, podem variar de acordo com o tipo de parto e anestesia a que foi submetida a gestante. Por causa da perda excessiva de líquido, comum durante o parto, a mãe tende a sentir bastante frio e a boca secar, ou seja, ter muita sede. Com a anestesia, esses sintomas ficam reforçados, pois além da perda de líquido, ela atua sobre o sistema nervoso, que é responsável pelo controle da temperatura do corpo. Não há o que fazer para acabar imediatamente com esse mal-estar, exceto ficar o mais confortável possível e com muitos cobertores para amenizar a sensação de frio. Após algumas horas, o corpo retomará suas condições normais de temperatura e hidratação.

Urinar também pode ser um desconforto. Geralmente, as mulheres anestesiadas ficam com sondas, mas quando o efeito da anestesia passa, a sensação é estranha e o uso da sonda pode causar ardor. Nesse caso, o melhor a fazer é avisar o médico e esperar que ele tome as providências necessárias para solucionar o problema. Geralmente, o incômodo melhora espontaneamente. O primeiro banho após o parto, apesar de ser geralmente tranquilo, não deve ser tomado antes da hora certa. E a hora certa é aquela em que a mulher já se sente segura o bastante para se levantar da cama e caminhar. Nada de pressa, mas também nada de desespero. Geralmente, a equipe de enfermagem acompanha a puérpera (a mãe que deu à luz) no primeiro banho, que ocorre após as primeiras 24 horas pós-parto. A higiene é muito importante para a recuperação do corte, seja ele de parto normal ou cesariana. Além disso, nada melhor que um bom banho para dar um novo ânimo e uma nova expressão para quem saiu da sala de parto.

Pesos e medidas

A maioria das gestantes vai para a maternidade na expectativa de quantos quilos irá perder assim que o bebê nascer. Após o parto, perde-se cerca de cinco quilos, dependendo do peso do bebê e de quanto a mãe reteve de líquido no final da gravidez. O restante ela vai perdendo aos poucos, com o passar das semanas, de acordo com atividade, dieta e predisposição. Os exercícios físicos devem ser praticados com bastante cuidado, pois o corpo está em fase de completa recuperação.

Os órgãos estão voltando para o lugar e o corte está cicatrizando. Mesmo que externamente ele pareça totalmente fechado, as camadas internas da pele cortada levam cerca de três meses para se fecharem completamente, no caso da cesariana. Portanto, abdominais, corridas, esforços na região do ventre, enfim, qualquer tipo de exercício só deve ser feito com acompanhamento de um médico e especialista. Alguns exercícios prescritos por um fisioterapeuta podem ser feitos no pós-parto imediato. Esta prática já é rotina em países como França e Bélgica, mas por aqui ainda está começando. A partir do primeiro mês, a mulher já pode iniciar os exercícios aos quais já está acostumada; a intensidade deve ser recuperada aos poucos, paulatinamente.

Quanto às dietas e regimes, o assunto também é bastante delicado. Por causa da amamentação, a mãe não pode descuidar da alimentação. O bebê precisa de vitaminas e energia, que lhe serão fornecidas pelo leite materno. O melhor a fazer é procurar um nutricionista que possa indicar um cardápio selecionando os pratos e evitando as calorias excessivas. Nada de exageros: a ansiedade de voltar ao peso que tinha antes de engravidar pode ser trabalhada com técnicas de respiração, meditação, yoga, enfim, práticas que podem trazer mais tranquilidade e harmonia, o que tende a ajudar bastante na recuperação de pesos e medidas.

De volta ao lar

Assim que chega da maternidade com seu bebê nos braços, muitas novas situações esperam pela mãe. Ainda em recuperação, principalmente se o parto foi cesariano, a mãe precisará de ajuda. Além dos cuidados que o bebê exige, como higiene, banho, amamentação, colo, carinho e outros detalhes, a mãe também precisa cuidar de si mesma. O melhor é o máximo de repouso e tranquilidade. Algumas sensações estranhas, como recusa ao próprio corpo, estresse, irritabilidade, sono e impaciência são absolutamente normais. No entanto, essa situação melhora muito à medida que a mãe aceita as circunstâncias e se dá o tempo que a ocasião pede. É claro que cada mulher sente à sua maneira e intensidade, mas o importante é saber que esse tempo é delicado e que o corpo merece respeito. Ficar sempre bem, bonita e disposta são sinais de otimismo, mas deve-se tomar cuidado para não cair no exagero. Leva tempo para o organismo se recuperar e permitir-se esse tempo é, acima de tudo, demonstração de amor-próprio.

A quarentena

Depois de nove meses de gestação, o corpo da mulher precisa de um período de recuperação, e esse período é chamado de quarentena pós-parto. No tempo das nossas avós, quarentena era sinônimo de muitas restrições e canja de galinha todos os dias, além de atitudes exóticas e cheias de crendices, como não lavar os cabelos, não comer feijão, não comer carne de porco, não manter relações sexuais, não isso, não aquilo e mais uma porção de "nãos". Felizmente, os tempos mudaram e as mulheres, atualmente, levantam-se da cama em seguida ao parto e tomam banho sozinhas, com direito a xampu e tudo. A alimentação é normal e, dependendo do tipo de parto e das condições de saúde, depois de algum tempo já se sentem dispostas até para relacionamento sexual.

Depois de uma gestação, o corpo pede uma atenção especial. Ao sair da sala de parto e até se completarem 40 dias, muita readaptação ainda acontece, e é importante dar um tempo à natureza, pois ela se encarregará de fazer com que tudo volte ao "normal". Não podemos esquecer que muitos hormônios entraram em ação durante a gestação, e que agora não serão mais necessários; portanto, mais mudanças à vista e o organismo tem um trabalho duro pela frente até se acostumar novamente com a "ausência" do bebê. A mulher deve ficar atenta ao que está ocorrendo e, caso perceba qualquer alteração ou incômodo mais significativo, deve recorrer ao socorro mais próximo e lembrar-se de que carinho, paciência e compreensão são os melhores remédios que se pode receber nesse período, inclusive de si mesma.

Depois de nove meses sem menstruar, o útero começa a recuperar suas dimensões e características normais. Por conta disso, do descolamento da placenta no parto e da renovação dos tecidos internos do útero, um sangramento será inevitável após o nascimento do bebê. Primeiro ele virá em abundância, diminuindo dia a dia, mas pode permanecer por até 40 dias, que é o tempo aproximado que o útero leva para se recompor. Esse tempo é muito variável de mulher para mulher. Além disso, para as que amamentam, o sangramento tende a diminuir muito, ao contrário das contrações do útero que aumentam, podendo provocar cólicas parecidas com as menstruais.

A cicatrização e a retirada dos pontos

Como já dissemos, mesmo que o corte da cesariana ou da episiotomia (corte feito no períneo em parto normal) pareça fechado, a cicatrização leva cerca de três meses para se completar internamente. Por isso, depois de sete a 15 dias, os pontos do corte feito em parto cesariano serão retirados, e após cerca de duas semanas, os pontos da episiotomia cairão sozinhos. No entanto, os cuidados com a recuperação devem ser mantidos, ou seja, esforços na região devem ser evitados, para que não haja rompimentos e hemorragias desnecessárias. O "abaixa e levanta" deve ser evitado e as escadas também. Enfim, esforço de menos e repouso demais é a receita ideal, pelo menos por uma semana. Também se deve dar atenção à higiene do corte. Lave com cuidado e seque muito bem, pois o excesso de umidade retarda a cicatrização e pode causar infecções. Qualquer sintoma desagradável, como dor, febre ou mal-estar, deve ser imediatamente comunicado ao médico, para evitar maiores problemas.

Vasos e varizes

Por causa do aumento de peso e das alterações sanguíneas que ocorrem durante a gestação, os riscos de aparecimento de vasos, varizes e até de trombose são maiores. Esse tipo de problema é genético, mas a gestação propicia seu surgimento. Para as mulheres que já sofriam desse incômodo, eles ficarão agravados no pós-parto. A única medida a ser tomada é diminuir o tempo de repouso e andar mais, para ativar a circulação. Caso isso não seja suficiente para aliviar o problema, procure um médico para que ele possa indicar algum medicamento ou exercício específico para amenizar os incômodos. O aparecimento de pequenas veias salientes é normal. Apesar de frágeis e podendo estourar com facilidade, elas são geralmente passageiras e as manchas que podem surgir com elas vão desaparecer rapidamente, sem deixar vestígios.

Relações sexuais

O ato sexual em si não é prejudicial em nenhum momento, desde o início da gestação até o fim do período pós-parto. Porém, recomenda-se abstinência de três a quatro semanas para uma cicatrização mais fácil. O que realmente acontece e que pode impedir um casal de manter relações sexuais são as mudanças no corpo da mulher, que podem causar desconforto e até algum tipo de problema característico, o que impossibilitará o ato. O período pós-parto é marcado pela recuperação do organismo e do corte (no abdômen ou no períneo, dependendo do parto) e, por isso, a atividade sexual pode ser dolorosa e incômoda. O melhor é evitar a penetração nesse período, mas a decisão deve ser tomada pela mulher, que pode melhor avaliar como está se sentindo e quando estará pronta para voltar à vida sexual ativa. Os carinhos são indicados e essenciais para a recuperação da mulher.

Contracepção no período pós-parto

Métodos contraceptivos são utilizados para prevenir a gravidez e devem ser escolhidos de acordo com a necessidade de cada casal. Devem satisfazer as necessidades tanto da contracepção propriamente dita, quanto de adaptação daquele momento de vida do casal. Logo após o parto, a possibilidade de engravidar é muito pequena, porém não é zero. Essa possibilidade aumenta e alcança sua normalidade algumas semanas depois do parto. Quando a mulher está amamentando, o risco de gravidez é menor, porém, assim que o bebê diminui o ritmo das mamadas, a possibilidade de engravidar é praticamente a mesma de quando não se está amamentando. Nessa fase importante que é a amamentação, o uso de anticoncepcionais hormonais que contêm estrogênio, por exemplo, a pílula, o adesivo e o anel vaginal, é contraindicado, pois o estrogênio pode afetar a amamentação e, inclusive, parte do hormônio pode passar para o leite materno, interferindo no desenvolvimento do bebê.

Existem, atualmente, diversos métodos anticoncepcionais que podem e devem ser utilizados nessa fase, não somente para que o casal possa planejar seu próximo filho, mas também para que o intervalo entre os partos seja adequado, pois partos muito próximos não são saudáveis, tanto para o organismo da mãe, como das crianças nascidas com idades muito próximas. Os métodos que contêm somente o hormônio progesterona e seus derivados (portanto, sem estrogênio) são os indicados nessa fase. Uma das opções mais indicadas é o SIU – sistema intrauterino liberador de levonorgestrel, um hormônio derivado da progesterona. Esse dispositivo é uma espécie de DIU (dispositivo intrauterino), mas que contém hormônio que é liberado devagar, ao longo do tempo. Após uma avaliação cuidadosa, ele é inserido pelo médico no interior do útero da mulher, pelo canal da vagina, seis semanas após o parto. Essa inserção é feita no consultório, sem necessidade de anestesia, na grande maioria dos casos. A mulher pode ficar com esse sistema por cinco anos, ou seja, mesmo depois que terminar de amamentar. Caso deseje, poderá retirar antes, quando quiser programar sua próxima gravidez. É um método altamente eficaz, de segurança comparável à laqueadura tubária, e reversível. Sendo assim, no momento em que desejar engravidar, basta retirar o sistema. Pode ser utilizado com segurança na amamentação por não alterar o leite materno nem o desenvolvimento do bebê, e pode ser mantido mesmo após o período de aleitamento, conforme mencionado.

A linha nigra

Quase toda grávida fica com uma risca escura ao longo da barriga, no sentido vertical. Ela não desaparece logo depois que o bebê nasce, assim como qualquer outra mancha característica da gestação que possa ter surgido nos seios, rosto, pescoço ou pernas. A linha aparece por causa da alteração hormonal que ocorre no período e só desaparece com o tempo, quando o organismo recuperar seu ritmo anterior. A única recomendação é evitar exposição direta ao sol, especialmente das 10 às 15 horas, e usar sempre protetor solar com FPS acima de 30. Essa prevenção serve para evitar que as manchas se fixem na pele, podendo se tornar permanentes.

Depressão pós-parto

Quando um bebê nasce, a mulher, que acaba de se tornar mãe, experimenta diferentes sentimentos, muitos agradáveis e muitos desagradáveis. Há vários sentimentos desagradáveis, como tristeza, melancolia, confusão, irritação, preocupação acentuada, que acabam passando com o tempo. Porém, há a chamada depressão pós-parto, que não passa com o tempo e é uma doença que precisa ser tratada com medicamentos. Essa doença não atinge todas mulheres que acabaram de passar por um parto, mas uma minoria. O diagnóstico da depressão só é válido e preciso quando feito por um médico psiquiatra, após cuidadosa avaliação clínica. É um distúrbio grave e de causa estritamente orgânica, já que se trata de um desequilíbrio hormonal, que não tem, em princípio, nenhuma relação com causas psicológicas.

É importante esclarecer a diferença entre os casos de mulheres que se sentem profundamente tristes, confusas, irritadiças e preocupadas logo após o nascimento de seu bebê e aquelas cujo organismo está de fato vivenciando um distúrbio sério. Esses sentimentos são bastante comuns, mas não são sintomas da depressão que precisa ser tratada com medicamentos. O tempo se encarregará de fazer com que essas mulheres reencontrem seu equilíbrio, recuperem seu senso de humor e se adaptem às mudanças pelas quais inevitavelmente sua vida vai passar nos meses seguintes. Sintomas da doença, entretanto, precisam ser tratados, e o ginecologista deverá ser procurado em primeiro lugar.

A causa da depressão pós-parto

Durante o trabalho de parto, entra em ação a ocitocina, um hormônio produzido pela hipófise, responsável por promover a contração do útero e facilitar o nascimento do bebê, e que também provoca a contração das glândulas mamárias para liberar o colostro e o leite, possibilitando a amamentação. Quando a produção de progesterona acontece de forma normal, ela equilibra os efeitos psíquicos causados pela ocitocina, e a mulher não sentirá nenhum sintoma da depressão logo após o nascimento do bebê, isto é, a depressão pós-parto. Entretanto, se os ovários produzirem progesterona em quantidade menor que a esperada, é provável que ocorra um desequilíbrio hormonal a partir da liberação da ocitocina, que tende a se manter em níveis elevados por causa da amamentação. Esse desequilíbrio entre ocitocina e progesterona provoca na mulher sensações de rejeição ao bebê, o que faz com que ela se sinta culpada, como se fosse uma pessoa má, não merecedora de ter aquele filho. Seus sentimentos se tornam cada vez mais tensos e repulsivos, e ela passa a alimentar outros, como tristeza, tensão, melancolia, culpa e, por fim, fica depressiva. Como a fonte que desencadeou essa série de sentimentos ruins, ou seja, esse ciclo vicioso, está na produção hormonal, não há nada que a mulher possa fazer antes de ser medicada, a fim de recuperar seu equilíbrio orgânico. Tanto são orgânicos esses sintomas que há histórias de mamíferos, como cadelas, gatas ou outras fêmeas, que comem seus filhotes ou os abandonam assim que eles nascem. A razão para esse comportamento também é o desequilíbrio hormonal.

A razão de haver baixa produção de progesterona é que algumas mulheres possuem ovários "pouco eficazes", e isso se deve a fatores como uso prolongado de anticoncepcional hormonal e ovários micropolicísticos. Os anticoncepcionais inibem a produção de hormônios pelos ovários por meio da ingestão de altas doses do hormônio exógeno. Eles são encontrados em pílulas, implantes intradérmicos e dispositivos intrauterinos (DIU) com liberação de hormônio. No caso dos ovários policísticos, pequenos folículos (cistos) se desenvolvem nos ovários justamente pela deficiência na produção de hormônio. O tratamento é feito, em geral, com o uso de anticoncepcional hormonal, o que prolonga ainda mais o uso desse medicamento, provocando os efeitos citados. Assim que a mulher para de usar o anticoncepcional porque quer engravidar, os ovários são forçados a produzir altos níveis de progesterona, mas ainda assim não conseguem alcançar os índices produzidos por ovários de mulheres que não usaram anticoncepcionais hormonais ou usaram durante um período mais curto. Os ovários levarão cerca de seis meses para conseguir produzir níveis satisfatórios de progesterona, mas se a mulher engravidar antes dessa normalização, as chances de ela sofrer do desequilíbrio que causa a depressão pós-parto serão grandes.

Sintomas da depressão pós-parto

Ao ouvir o bebê chorar porque quer mamar, o cérebro da mulher libera automaticamente a ocitocina, hormônio que propicia a amamentação. Se a mulher está acometida de depressão pós-parto, o hormônio vai reforçar seu sentimento de rejeição, e ela vai entrar num conflito muito difícil entre raiva e culpa. Enquanto está depressiva, é comum a mulher achar que o bebê parou de respirar ou que tem uma doença grave; pensamentos deste tipo demonstram seu sentimento de culpa em conflito com seu desejo de ficar longe dele.

A depressão pós-parto pode acontecer em dois níveis de gravidade: a psicose puerperal e a depressão propriamente dita. A psicose puerperal é considerada gravíssima e acomete a mulher durante os sete primeiros dias após o parto. O desequilíbrio entre a progesterona e a ocitocina é tão grande que ela fica psicótica, ou seja, completamente fora da realidade. Pode até acontecer de a mãe chegar ao extremo de cometer atos violentos contra seu filho. Existem relatos de mulheres que estrangularam seu bebê ou usaram outros meios para agredi-lo. Também há casos de mães que abandonaram a criança, o que é relativamente mais comum. É importante ressaltar que a mulher com psicose puerperal se encontra completamente sem condições de avaliar o que está fazendo e isso pode ser notado a partir de alguns comportamentos bastante estranhos, bem distintos dos tidos por uma mulher cujos níveis hormonais estejam equilibrados. Atitudes de violência e abandono contra o bebê, consideradas crimes terríveis, só podem ser justificadas após minucioso diagnóstico psiquiátrico e provas por diagnóstico médico especializado em laudo pericial.

A depressão é o tipo mais comum e acomete a mulher, geralmente, a partir da segunda semana após o parto. O desequilíbrio entre progesterona e ocitocina, nesse caso, não é tão acentuado, e a intensidade dos sintomas são um pouco menos severos que no caso da psicose puerperal. Entretanto, ainda assim, trata-se de uma doença grave, que precisa ser tratada o quanto antes, pois coloca em risco a saúde física e psíquica tanto da mãe quanto do bebê. As mulheres com depressão pós-parto podem apresentar alguns dos seguintes sintomas:

- Fica com tristeza profunda, visível aos olhos de quem observa essa mulher.
- Chora muitas vezes, por motivos que antes não a fazia chorar.
- Perde o interesse até por coisas, pessoas ou atividades que antes lhe agradavam.
- Perde a concentração em tarefas que exigem atenção e dedicação.
- Culpa-se por tudo, mesmo quando não há relação direta com um fato.
- Acha que não merece ajuda nem compreensão dos que a cercam.
- Apresenta falta ou excesso de apetite.
- Tem insônia, tende a ter dificuldades para dormir ou dorme, mas acorda várias vezes sem motivo.
- Perde energia, ou seja, tudo parece exigir um esforço superior ao que ela pode dar, inclusive cuidados pessoais e de higiene.
- Diminui o ritmo: parece que ela passa a viver em câmera lenta.

- Perde o interesse sexual, podendo sentir-se ainda mais culpada e triste.
- Rejeita o filho.
- Perde a noção da realidade.

Tratamento

Assim que a própria mulher ou, o que é mais provável, alguém da família ou de seu convívio diário notar algum comportamento estranho, em que estejam acentuados sentimentos como tristeza, irritação e melancolia, além de atitudes para evitar o contato com o bebê ou ainda irritação ao fazê-lo, é importante procurar orientação médica o quanto antes. Muitas vezes, o ginecologista que acompanha a mãe, ou o pediatra que acompanha a criança podem não se dar conta da condição patológica presente, até porque talvez nem a mãe esteja considerando os sintomas que vem apresentando. As pessoas podem forçar para que ela não pare de amamentar, ressaltando a importância do leite e do contato no desenvolvimento do bebê, mas, nesses casos, continuar a amamentação é sinônimo de agravamento da depressão. Quando a mãe se sentir muito incomodada com o ato de amamentar, o ideal é que ela marque uma consulta com um psiquiatra, para falar de seus sentimentos e, instruída por ele, compreender melhor o que está acontecendo.

Uma vez diagnosticada a depressão pós-parto, alguns passos deverão ser rigorosamente seguidos para que se possa evitar consequências mais drásticas. É indicado interromper imediatamente a amamentação, com acompanhamento médico, para que seja interrompida também a produção de ocitocina pela hipófise. Deve-se iniciar a medicação prescrita pelo psiquiatra o quanto antes. Geralmente, serão indicadas altas doses de antidepressivo tricíclicos, para que o sofrimento da mulher possa ser amenizado rapidamente, já que a angústia e a aflição de uma mulher com depressão pós-parto são realmente profundas. Deve-se manter, se possível, o bebê distante da mãe, por aproximadamente 15 dias, que é o tempo necessário para que a medicação antidepressiva faça efeito e ela se sinta tranquila e equilibrada novamente. Depois desse tempo, e com o uso adequado de medicação, é muito provável que ela já se sinta pronta para exercer seu papel de mãe de forma afetuosa e harmoniosa. Assim, tanto ela quanto o bebê, bem como os demais familiares, poderão desfrutar a alegria da maternidade.

A depressão não é um sinal de fraqueza de caráter e nem pode ser curada somente com "pensamento positivo". É preciso muito mais que isso para ajudar uma mulher com depressão pós-parto. Em primeiro lugar, deve-se ser paciente e compreensivo ao máximo, mas nunca conivente. A pessoa com depressão geralmente está completamente indecisa com relação a tudo, além de poder perder a noção da realidade. É provável que alguém tenha de tomar decisões pela mulher depressiva, inclusive para iniciar um tratamento, caso seja necessário.

Muitas vezes, é prudente pedir ajuda a uma mulher da família ou a uma enfermeira ou babá bem treinada, pois a mãe pode não estar em condições de cuidar do bebê até melhorar da depressão. Essa pessoa deve estar sempre presente com o bebê. Embora ocorra muito raramente, nem sempre é possível ter certeza de que a mãe não terá um comportamento agressivo contra o bebê ou até contra ela própria, por isso é bom que sempre haja alguém com ela. Carinho é sempre e certamente um "remédio" muito eficiente.

CAPÍTULO 11

Amamentação, um ato de amor

Já estão mais que comprovados os benefícios da amamentação, tanto os que podem ser medidos diretamente quanto os que não podem. Os ganhos emocionais para a criança são indiscutíveis, já que estamos falando de momentos de profunda integração e carinho entre mãe e filho. No entanto, é principalmente na saúde do bebê que a amamentação pode ser mais bem avaliada em termos quantitativos. O aleitamento materno oferece a alimentação mais saudável e segura para o bebê. O leite humano tem mais de cem componentes na quantidade exata para o bebê que mama. A Organização Mundial de Saúde (OMS) recomenda que o bebê seja amamentado exclusivamente com leite do peito da mãe até o sexto mês de vida, para só então se fazer a introdução de novos alimentos, mantendo o aleitamento até os dois anos de idade.

Níveis adequados de vitaminas e minerais também são necessários durante a lactação, como as vitaminas do complexo B, que auxiliam no desenvolvimento físico e mental da criança, crescimento, função motora e desempenho escolar. Durante esse período especial, vitamina A, selênio e iodo contidos em alimentos ou suplementos vitamínicos melhoram fortemente a quantidade desses nutrientes no leite materno. Ao amamentar seu filho, a mãe está dando a ele um alimento rico em substâncias necessárias para seu desenvolvimento, além de satisfazer suas necessidades alimentares. O esforço e a insistência na amamentação valem a pena. Há diversas substâncias benéficas no leite materno, além dos nutrientes:

Imunoglobulina A secretora (IgAs) – Esse importante anticorpo tem a função de forrar todas as mucosas das vias respiratórias e do estômago, o que garante uma impermeabilidade à ação de germes e evita o desencadeamento de reações alérgicas.

Fator bifidogênico – Trata-se de um carboidrato que promove o crescimento dos lactobacilos, responsáveis pela produção de ácidos orgânicos para destruir bactérias e fungos.

Lisozima – Age sobre as enterobactérias e os germes respiratórios. Quando se une aos IgAs, tem fortalecida sua ação nos intestinos do bebê.

Lactoferrina – Atua nos intestinos impedindo o desenvolvimento de bactérias e fungos. Age também como anti-inflamatório e antibactericida.

Componentes celulares – Divididos em dois grupos, macrófagos e linfócitos, os macrófagos são responsáveis pela destruição de germes perigosos e substâncias que causam alergia. Já os linfócitos transferem imunidade da mãe para o bebê, produzindo mais anticorpos.

Não existe leite materno fraco

Estamos acostumados com a coloração, consistência e sabor do leite industrializado e, ao visualizarmos o leite materno, podemos ter a impressão de que ele está diluído em vários litros d'água. O leite materno se parece com aquela primeira água que sai quando lavamos o arroz, mas, apesar dessa aparência, ele é, sem sombra de dúvida, muito mais rico que qualquer outro leite. Existem mães que consideram o próprio leite fraco, mas atenção: não existe leite materno fraco. Mesmo aquelas gestantes que não têm condições de se alimentar corretamente, e que nem mesmo tomam as vitaminas recomendadas a qualquer mulher grávida, geram leite de boa qualidade e que tem os nutrientes necessários para sustentar o bebê. Tudo o que compõe o leite é retirado do organismo da mãe; ao tomar as vitaminas indicadas pelo médico, a mãe está fazendo uma reposição de tudo que está sendo transferido para o leite e para o bebê. Portanto, as vitaminas são para a mãe e não para o bebê, ou seja, todas as gestantes têm condições de dar aos seus filhos tudo que necessitam para crescerem fortes e sadios, tanto no útero quanto fora dele, simplesmente amamentando-os.

A produção de leite

O bebê mama várias vezes ao dia e o organismo materno produz e repõe a quantidade de leite necessária, diariamente. Ou seja, a cada mamada, o organismo será incentivado a produzir mais leite, para que sempre haja quantidade suficiente para o bebê. A produção de leite começa no mamilo. Ao sugar o leite diretamente do peito, o bebê ativa uma glândula localizada no cérebro chamada hipófise, que libera dois hormônios, a prolactina e a ocitocina. São esses hormônios que se encarregarão da formação e da saída do leite para o mamilo. Segundo Jana Klauer, médica americana especialista em dietas, após o parto, 80% das mulheres tendem a não recuperar o corpo que tinham antes de engravidar. Para ter o mesmo peso de antes, é fundamental amamentar. O corpo precisa de energia extra para produzir o leite e, para isso, absorve gordura das coxas e dos quadris.

A parte interna das mamas lembra cachos de uva. Cada mulher tem de 18 a 20 cachos e é aí que o leite é produzido. Por pequenos canais, o leite é transferido para depósitos localizados atrás da aréola, a zona mais escura que rodeia o mamilo. Nos primeiros dias de amamentação, a mama produz uma substância chamada colostro. Ele é amarelo, grosso, rico em proteínas e pode ser considerado como uma verdadeira vacina, capaz de proteger o bebê contra infecções. Ao nascer, o bebê traz consigo uma reserva de energia, obtida da alimentação intrauterina durante a gestação; essa reserva chega ao fim justamente quando acaba o colostro e começa a jorrar o leite. O colostro atua como um laxante suave que ajuda o organismo do bebê a eliminar o mecônio (primeiras fezes do bebê). Ele prepara os intestinos para digerir e absorver o leite "maduro" e carrega 20 vezes mais anticorpos do tipo IgAs, que forram a mucosa intestinal e protegem contra alergias causadas por germes e bactérias.

Leites industrializados

No primeiro semestre de vida, o bebê ainda não adquiriu os anticorpos necessários para se proteger das agressões que os leites industrializados e outros alimentos podem provocar em seu corpo, além de não ter desenvolvido as funções digestivas e intestinais que devem progredir dia a dia com a ingestão do leite materno. Se o leite industrializado for introduzido na alimentação de um bebê antes dos seis meses de vida, ele estará mais suscetível a ter problemas, pois seu corpo ainda não está preparado para receber este tipo de alimento. Alimentos industrializados não são puros. Há uma regulamentação do Ministério da Saúde que determina um índice mínimo de impurezas nos alimentos que, segundo pesquisas, o corpo humano suportaria sem desenvolver problemas de saúde. Quando vemos alguma reportagem sobre produtos com problemas de pureza, é porque ele ultrapassou esse limite, e se faz mal para um adulto, para um bebê pode ser bem pior.

Alimentação da mãe

A mãe deve ter uma dieta saudável, consumindo muitas verduras, legumes e frutas. Deve tomar muita água, se possível 2 a 3 litros ao dia. Deve também evitar álcool, doces, frituras e gorduras em excesso. Dessa maneira, a mãe evita que o bebê tenha dificuldades em eliminar as fezes, tenha problemas com a digestão e, o que mais atormenta as mães nos primeiros dias de vida do bebê, as cólicas. Além dos benefícios já citados, uma alimentação balanceada facilita a perda de peso, dando a vantagem de a mulher voltar ao seu peso normal mais rapidamente, já que a própria amamentação também auxilia a recuperar as formas, pelo gasto calórico que o corpo tem na produção do leite. A mãe também deve evitar se automedicar; quando tiver algum problema, o melhor a fazer é entrar em contato com um médico para que ele possa orientá-la corretamente.

Como cuidar das mamas

Para fortalecer as mamas e evitar fissuras mamárias, alguns cuidados simples são fundamentais. Nos primeiros dias após o parto, as mamas ficarão mais pesadas, quentes e sensíveis. Você poderá aliviar essa sensação fazendo massagens diárias para evitar o acúmulo do leite produzido. Não deixe de usar bombas para tirar leite, se a retirada antecipada for necessária. Entretanto, o melhor é fazer esse procedimento manualmente, para não correr o risco de machucar os mamilos. Após amamentar, recomenda-se passar um pouco do próprio leite nos bicos, e protegê-los com conchas (vendidas em farmácias e supermercados). Essas conchas ajudarão a manter os mamilos sempre secos.

Use diariamente um sutiã de alças grossas, que esteja sempre seco, e que tenha sustentação bem firme. Se necessitar interromper a mamada por alguma razão, coloque seu dedo mínimo no canto da boca do bebê e espere a entrada do ar para a perda do vácuo, facilitando o movimento. Evite retirar bruscamente o bebê da mama para evitar traumas no mamilo. Se, apesar desses cuidados, você sentir algum incômodo, converse com seu médico. A fissura mamária é uma das causas de abandono do aleitamento. Caso ela aconteça, seu médico poderá orientar alguns cuidados com as mamas, evitando impactos na amamentação. Além de cuidados básicos, dependendo do caso, ainda é possível recorrer a pomadas de lanolina, um emoliente natural, puras ou associadas à vitamina B5. A vitamina B5 age por dentro, e ao ser absorvida, estimula a regeneração natural da pele, deixando-a nutrida e fortalecida.

Higiene e posições de amamentação

Antes de amamentar, lave as mãos com água corrente e sabonete. Para as mamas, o banho diário basta. Sente-se numa poltrona confortável, de preferência com apoio para os braços. Utilize uma banqueta para apoio dos pés (a banqueta pode ser substituída por duas listas telefônicas). Utilize um travesseiro para apoiar o braço e o bebê de tal maneira que ele fique na altura do seio. O corpo do bebê deverá estar de encontro ao da mãe. A posição ideal é colar barriga com barriga, aconchegando o bebê na dobra do cotovelo. A mãe não deve, de forma alguma, encurvar-se; se isso acontecer, ao final da mamada estará cansada e com dores nas costas.

Coloque um travesseiro entre o braço e o apoio da poltrona, dando sustentação e evitando que você fique com o braço pendurado, causando-lhe cansaço. Ao amamentar, procure dar atenção exclusiva ao bebê, deixando televisão, rádio, revistas e conversas para outra hora. No momento da amamentação, o bebê espera sentir a proximidade da mãe; ele vai tocá-la carinhosamente e olhá-la nos olhos; retribua, pois se ele sentir que você não está realmente presente, pode se irritar e até chorar. A amamentação é um instante de prazer e contato muito íntimo entre mãe e o bebê, o que torna esse momento muito especial. Aproveite!

Como o bebê deve sugar as mamas

O bebê deve envolver com a boca completamente a aréola do seio materno, vedando-o totalmente. Esse exercício obriga o bebê a respirar corretamente pelas narinas, ajudando a evitar futuros problemas respiratórios. Além disso, a perfeita sucção pode ajudar a evitar outros problemas orais, como mastigação incorreta, problemas de dicção, deglutição errada, fonação, ortodontia e dores na região dos maxilares.

Frequência das mamadas

No início, a frequência das mamadas é determinada pelo próprio bebê, ou seja, sempre que chorar deve ser alimentado. Se ele não o fizer, imponha uma frequência média de oito mamadas diárias, ou seja, de três em três horas, e vá reduzindo após o primeiro mês. Uma mamada completa deve durar por volta de 30 minutos. Ofereça uma das mamas até o bebê largar espontaneamente, coloque-o para arrotar (na posição vertical) e, logo após, ofereça a outra mama. Quando for amamentar novamente, comece pela mama que foi oferecida por último.

É importante saber que o leite se altera durante a mamada. Numa primeira fase, ele tem um aspecto mais aguado, satisfazendo sua sede; após alguns minutos, ele passa a ser um leite gorduroso, satisfazendo a fome. Por isso, é extremamente importante o tempo que o bebê leva para mamar. Por ter de fazer muita força para sugar o leite, o que também é benéfico para seu desenvolvimento, é comum o bebê dormir depois de alguns minutos que começou a mamar; mas isso não significa que ele está saciado. Portanto, caso ele cochile, dê um jeito de acordá-lo, seja passando seus dedos no rostinho dele, seja tirando algumas peças de roupa. Assim, você evita que ele mame em quantidade insuficiente e acorde de hora em hora chorando, com fome. Por causa disso, muitas mulheres terminam considerando seu leite "fraco" e passam a complementar a alimentação do bebê desnecessariamente com leite industrializado.

Como o pai pode incentivar o aleitamento materno

Encorajar e incentivar a mãe a amamentar

Por vezes, a mulher pode estar insegura de sua capacidade para o aleitamento. O apoio do pai é fundamental nessa hora. O pai deve incentivar a esposa a continuar tentando.

Dividir e compartilhar as mamas com o bebê

Mesmo que seja difícil aceitar, o pai deve lembrar-se de que a amamentação é um período passageiro, e que nesse momento o bebê tem prioridade.

Participar do momento da amamentação

A presença do pai, os carinhos e toques durante o ato de amamentar são fatores importantes para a manutenção do vínculo afetivo do triângulo mãe-filho-pai.

Ser paciente e compreensivo

No período de amamentação, é pouco provável que a mulher consiga manter a casa, as refeições e se arrumar de forma impecável. As necessidades do recém-nascido são prioridades durante essa fase.

Sentir-se útil durante o período da amamentação

O pai deve cooperar com as tarefas com o bebê na medida do possível: trocar fraldas, ajudar no banho, vestir, embalar, etc. Quando a mãe estiver dando de mamar, ele pode levar para ela um copo de suco ou água.

Manter-se sereno

Embora o aleitamento traga muitas alegrias, também traz muitas dificuldades e cansaço. Às vezes, a mulher pode ficar impaciente. O pai deve mostrar carinho e compreensão nesse momento, evitando brigas desnecessárias para não prejudicar psicologicamente a descida do leite.

Procurar ocupar-se mais dos outros filhos (se houver)

Para que os outros filhos não se sintam rejeitados com a chegada do novo irmão, a atenção do pai é fundamental, e importante para que a mãe possa dedicar-se mais ao recém-nascido.

Manter o hábito de acariciar os seios da esposa

Estudos demonstram que quanto mais uma mulher é sensível às carícias do companheiro, mais reagirá à estimulação rítmica de seu bebê.

Ficar atento às variações do apetite sexual dela

Algumas mulheres têm mais, outras têm menos apetite sexual, e essas são alterações normais. A ocasião é boa para o casal vivenciar novas experiências e hábitos sexuais, adaptando-se ao momento.

Não trazer leite, mamadeiras e chupetas para casa

Mamadeira e chupeta podem ser úteis em alguns momentos, não frequentemente. O sucesso desse período depende, em grande parte, também da atitude do pai. O aleitamento materno exclusivo até os seis meses de idade do bebê, além do carinho e apoio à mulher, é tudo que o bebê necessita para crescer inteligente e saudável.

Referências bibliográficas

CHARLISH, Anne. *Getting Pregnant.* Londres: Barnes & Noble, 2002.

DEMAREST, Robert J.; SCIARRA, *John J. Conception, birth and contraception: a visual presentation.* Nova York: McGraw-Hill, 1976.

DILEO, Gerard M. *Guia médico da gravidez passo a passo.* São Paulo: M. Books, 2005.

GOETZL, Laura. *Conception & Pregnancy over 35.* Londres: Penguin Books, 2005

GREGÓRIO, Bernardo de. *Tratando de depressão, suas causas e efeitos.* São Paulo: Editora Alaúde, 2007.

PAPALIA, Diane; OLDS, Sally W.; FELDMAN, Ruth D; FRIZZO, G.B. *Desenvolvimento humano.* Porto Alegre: Artes Médicas, 2006.

Compartilhe a sua opinião
sobre este livro usando a hashtag
#ParabénsVocêEstáGrávida
nas nossas redes sociais:

/EditoraAlaude
/EditoraAlaude
/AlaudeEditora